JN270708

周術期輸液の考えかた

何を・どれだけ・どの速さ

三重大学教授
丸山一男 著
Maruyama Kazuo

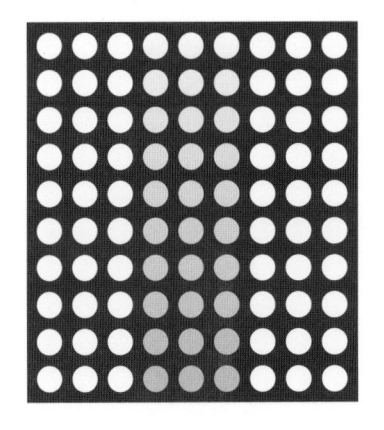

南江堂

Concept of perioperative fluid management
© Kazuo Maruyama, 2005
Published by Nankodo Co., Ltd., Tokyo, 2005

● はじめに ●

　周術期輸液とは，本質をシンプルにいいかえるなら，けがの前後の輸液である．手術そのものは，コントロールされた外傷（けが）であり，出血や浮腫，サードスペースの出現を伴う．周術期には感染を併発しやすく，セプシスを併発すれば血管透過性が変化し漏れやすい血管となる．入れすぎで肺水腫の心配をし，足らないと腎不全にならないかと気を配る．「何を，どれだけ，どの速さ」で入れるのか？　まずは開始してみて様子（血圧，脈拍，尿量，中心静脈圧などの血管内圧，皮膚のハリ，電解質濃度）をうかがい，次を考える．実際の具体的な数値で輸液計画を指示しなければならないが，輸液製剤の選択理由，投与速度や予定量の決定理由をはっきりさせて，すっきりしたいものである．学生や研修医・看護師の方々は，納得の輸液を身につけたいと本当に思っているのだけれども，日々追われているので深く追求することなくマニュアル的な輸液（××mL/kg/時）に陥っているのではないだろうか．

　本書は，具体的な数値もさることながら，「輸液の考えかた」を手術，外傷，熱傷，セプシスなどの侵襲時に応用できるよう焦点を絞って説明した．個々の症例で，輸液した結果，予測や期待と違う結果（尿量，理学的所見，検査値など）が得られたとき，どのように考え，説明するのか？　体内で何が起こっているのか合点がいけば，明日からの輸液が上達するはずである．料理に例えるならレシピというより，どうしてそのレシピができたのかを解説することに主眼を置いた．

　今の教育は小学校から，「生きる力」を育むことが目標となっている．生きる力とは問題解決能力であり，記憶力より考える力のほうが困ったときに役立つということであろう．巻頭のフローチャートでは，輸液計画における各章の役割を示した．木を見て森を見ないことを避けたいと思うのである．

　原始，生命は海から生まれた．水と塩の動きの原則に沿って考えれば，輸液がわかりやすくなると思う．輸液が苦手と感じている方々のお役に立ち，輸液の指導をされている方々の参考になれば幸いである．

2005年1月

丸山一男

周術期輸液の流れ

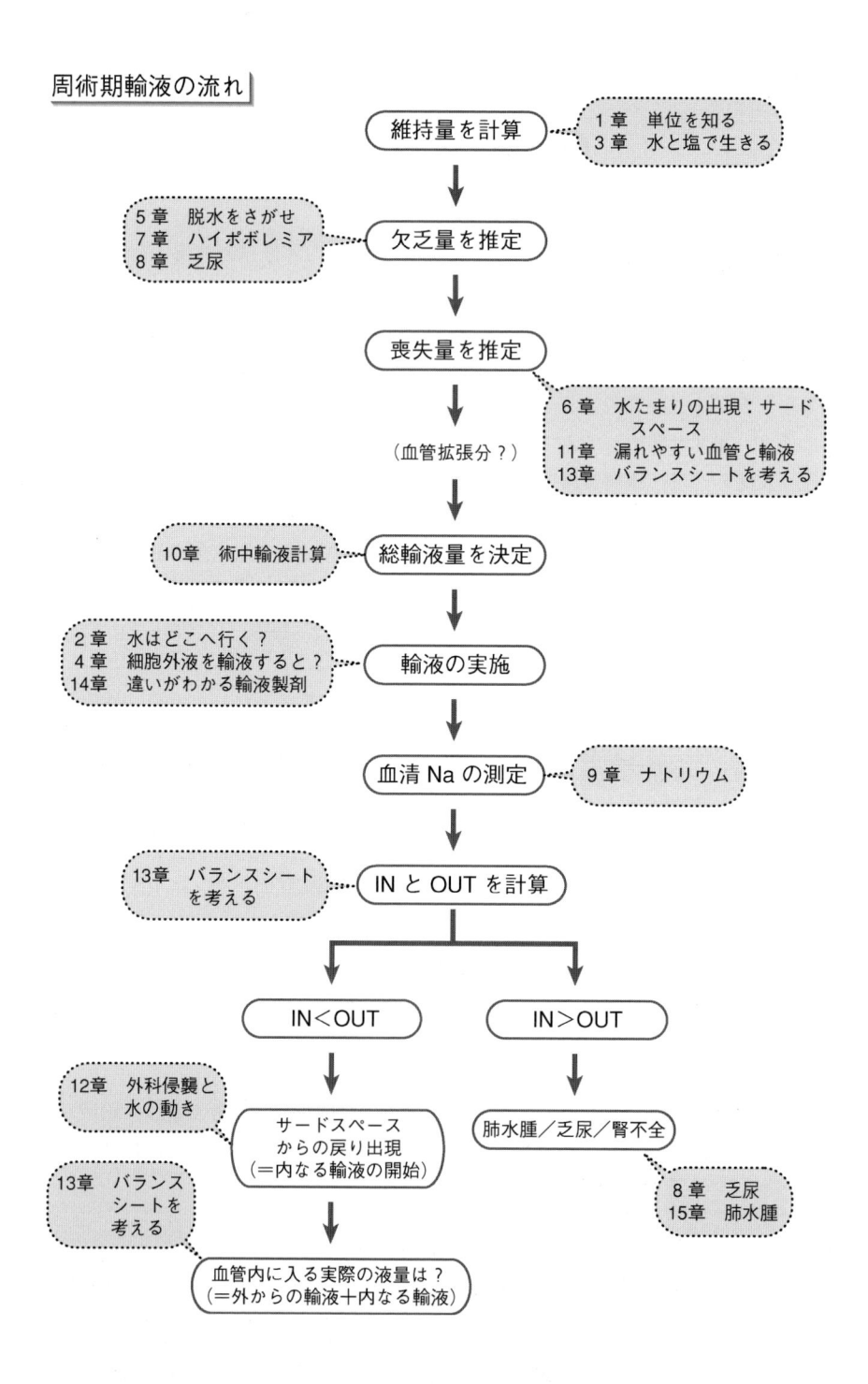

```
                    維持量を計算 ←---- 1章  単位を知る
                         ↓            3章  水と塩で生きる
5章  脱水をさがせ
7章  ハイポボレミア ----→ 欠乏量を推定
8章  乏尿
                         ↓
                     喪失量を推定
                         ↓            6章  水たまりの出現：サード
                   (血管拡張分？)            スペース
                         ↓            11章 漏れやすい血管と輸液
                                       13章 バランスシートを考える
10章 術中輸液計算 ----→ 総輸液量を決定
                         ↓
2章  水はどこへ行く？
4章  細胞外液を輸液すると？ ----→ 輸液の実施
14章 違いがわかる輸液製剤
                         ↓
                     血清Naの測定 ←---- 9章  ナトリウム
                         ↓
13章 バランスシート ----→ INとOUTを計算
     を考える
                    ┌────┴────┐
                    ↓         ↓
                 IN＜OUT    IN＞OUT
                    ↓         ↓
12章 外科侵襲と    サードスペース    肺水腫／乏尿／腎不全
     水の動き      からの戻り出現
                 (＝内なる輸液の開始)    8章  乏尿
13章 バランス                          15章 肺水腫
     シートを
     考える       血管内に入る実際の流量は？
                 (＝外からの輸液＋内なる輸液)
```

目 次

第1章　単位を知る …………………………………………………… 1
　A．単位：モルと当量 ………………………………………………… 1
　B．mOsm/kg・H_2O, mOsm/L ……………………………………… 6
　C．浸透圧モル濃度と浸透圧 ………………………………………… 7

　　コラム
　　　当量は慣れると便利！ ………………………………………… 4
　　　Osmolality と Osmolarity ……………………………………… 6

第2章　水はどこへ行く？ …………………………………………… 9
　A．浸透圧が等しくなるよう水が分布 ……………………………… 9
　B．体内水分布 ……………………………………………………… 12
　C．組織間液と血漿 ………………………………………………… 14
　D．ブドウ糖はどこへ行く？ ……………………………………… 16
　E．乳酸リンゲル液はどこへ行く？ ……………………………… 17

　　コラム
　　　Donnan 平衡 …………………………………………………… 14

第3章　水と塩で生きる ……………………………………………… 21
　A．毎日の食事からみた水分量と電解質量 ……………………… 21
　B．輸液だけで生きるとしたら …………………………………… 31

　　コラム
　　　浸透圧と粒子数 ………………………………………………… 27

第4章　細胞外液を輸液すると？ …………………………………… 35
　A．輸液による血液量の変化 ……………………………………… 35
　B．細胞外液の輸液：組織間質にも行く ………………………… 37
　C．健常者に細胞外液を輸液すると ……………………………… 41

D． 出血を細胞外液補充液で補うと ………………………………… 43
　　E． 術後患者に細胞外液を輸液すると ……………………………… 44
　　F． 血圧低下と輸液 …………………………………………………… 47

第 5 章　脱水をさがせ ……………………………………………… 51
　　A． 脱水とは …………………………………………………………… 51
　　B． 脱水の原因 ………………………………………………………… 53
　　C． 脱水のさがしかた ………………………………………………… 53
　　D． 水不足？　塩不足？　どちらも不足？ ………………………… 58

　　🔸コラム
　　　　小児の脱水症状と高齢者の脱水症状 …………………………… 58

第 6 章　水たまりの出現：サードスペース ……………………… 67
　　A． サードスペースとは ……………………………………………… 67
　　B． サードスペースの発見 …………………………………………… 69
　　C． サードスペースの特徴 …………………………………………… 73

第 7 章　ハイポボレミア …………………………………………… 79
　　A． ハイポボレミアとは ……………………………………………… 79
　　B． 心拍出量はいかにして決まるか？ ……………………………… 79
　　C． ハイポボレミアの診断 …………………………………………… 86
　　D． ハイポボレミアの治療：輸液負荷 ……………………………… 93

第 8 章　乏　尿 ……………………………………………………… 97
　　A． 尿の生成 …………………………………………………………… 97
　　B． 尿量減少 ……………………………………………………………100
　　C． 腎前性高窒素血症 …………………………………………………104
　　D． 乏尿を発見したら …………………………………………………105
　　E． 尿所見による腎前性腎不全と ATN の鑑別 ……………………108

　　🔸コラム
　　　　腎機能のポイント ……………………………………………………99

第9章　ナトリウム
- A． 血清ナトリウムの測定 …………………………………109
- B． 低 Na 血症 ……………………………………………110
- C． 高 Na 血症 ……………………………………………115

コラム
- 低 Na 血症の落とし穴 ……………………………………111
- 周術期の低 Na 血症 ………………………………………113

第10章　術中輸液計算
- A． 水分量の計算 …………………………………………119
- B． 電解質量の計算 ………………………………………121
- C． 輸液の選択 ……………………………………………124

第11章　漏れやすい血管と輸液
- A． アルブミンが漏れる …………………………………131
- B． 血管透過性亢進の診断 ………………………………134
- C． セプシス患者の循環動態 ……………………………136

コラム
- 体内のアルブミン ………………………………………132

第12章　外科侵襲と水の動き
- A． 術後数日の尿量に注目 ………………………………141
- B． バランス物語 …………………………………………142
- C． 輸液バランスの推移を追う …………………………144
- D． 麻酔・鎮痛・鎮静に注意 ……………………………147

第13章　バランスシートを考える
- A． IN バランス …………………………………………151
- B． OUT バランス ………………………………………154
- C． 失敗例から学ぶ：バランスで Na 濃度を考える ……156

第14章　違いがわかる輸液製剤
- A． 細胞外液補充液 ………………………………………163

B． 維持液 ………………………………………………………… 166
　　C． 開始液（1 号液）……………………………………………… 167
　　D． 開始液と脱水 ………………………………………………… 168

第 15 章　肺水腫 ……………………………………………………… 175
　　A． 正常肺胞壁での水の動き：肺間質への液漏出と汲み出し ……… 175
　　B． 肺水腫の発生 ………………………………………………… 176
　　C． 輸液量と肺水腫 ……………………………………………… 177

参考文献 ………………………………………………………………… 183

索　　引 ………………………………………………………………… 185

第 1 章

単位を知る

A. 単位：モルと当量

　モル（mol）は粒子の数で決定され，当量（equivalent）は粒子の荷電数で決定される．体液の溶質である電解質の粒子は荷電をもっている（イオン化している）ので，電解質は当量で表すことが多い．

1　モル（mol）

　ある物質について，6×10^{23} 個の粒子が集まっているとき 1 mol という（図 1-1）．たとえば，ナトリウム（Na）粒子が 6×10^{23} 個集まると，Na が 1 mol あるということになり，その重量は 23 g である．この 23 g という値は Na の原子量に等しい．ある物質 1 mol は，その物質の原子量と等しい．2 種類以上の原子でなっている物質なら，それを構成する原子量の総和を分子量というが，その物質 1 mol は分子量に等しい．

　塩化ナトリウム（NaCl）1 mol は，Na 1 mol，クロル（Cl）1 mol からなっている．Na 1 mol は 23 g で，Cl 1 mol は 35 g である．そこで，NaCl 58 g が分子量となる．

　NaCl 58 g を水 1 L に溶解したとすると，Na 1 mol が溶けるので，その液の Na 濃度はモルで表すと（これをモル濃度という），1 mol/L となる．Cl 濃度も 1 mol/L である（図 1-2）．

　しかし，Na のような電解質はイオン化して溶解するので，単位と

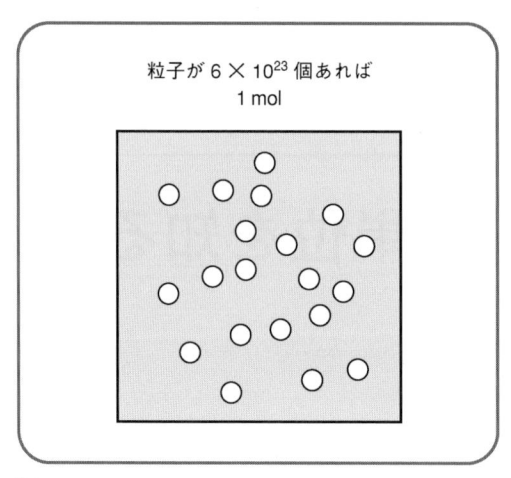

図1-1　1 mol

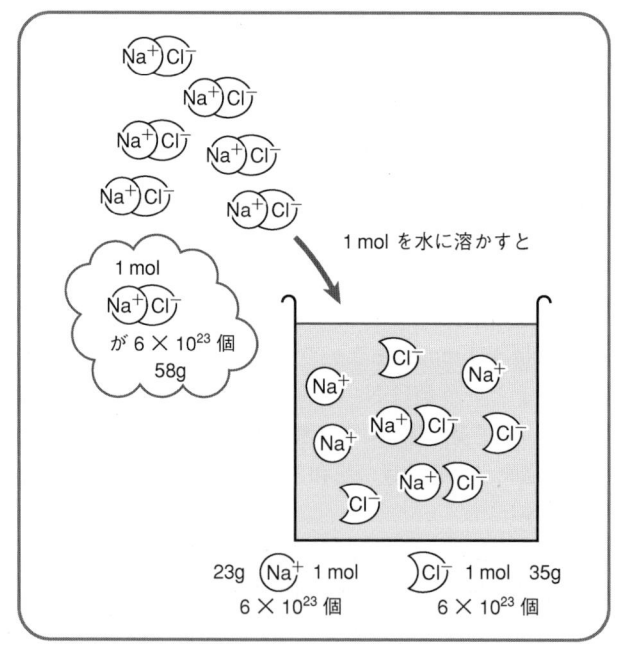

図1-2　1 molを水に溶かすと…

してモル（mol）よりも電荷量を表す当量（equivalent: Eq）が使用されている．

2 当量（Eq）

当量（Eq）とは，電気的な値である．1 Eq はイオン 1 mol 量を原子価で除した値である．1 Eq＝1000 mEq．

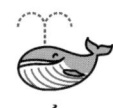

$$1\,\text{Eq} = \frac{1\,\text{mol}}{\text{原子価}}$$

a. 1価のイオン

Na イオン（Na^+）1 mol（Na イオンが 6×10^{23} 個あるということ）は 23 g であり，Na の原子価は 1 なので，Na 1 当量（1 Eq）は 23 g となる．Na の場合，1 mol と 1 Eq は共に 23 g であり等しく，1 mol＝1 Eq となる．つまり，Na 23 g は 1 mol であり 1 Eq である（表 1–1）．

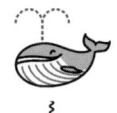

NaCl 中の Na^+ 1 mol は 23 g で，1 Eq と等しい

1 Eq＝1000 mEq なので，計算すると Na 1 g＝43.5 mEq となる．

b. 2価のイオン

カルシウムイオン（Ca^{2+}）1 mol は 40 g であり，Ca の原子価は 2 なので Ca 1 Eq は 20 g（40÷2＝20）となる．Ca の場合，1 mol は 40 g，1 Eq は 20 g，1 mol＝2 Eq となる（表 1–1）．

$CaCl_2$ 中の Ca^{2+} 1 mol は 40 g であり，2 Eq である
1 Eq＝1000 mEq
Ca 1 g＝50 mEq

当量は慣れると便利！

　1 Eq とは，電荷数が 6×10^{23} 個となる量といえる．たとえば，Ca イオンは 1 個の電荷数が 2 であるので，Ca イオンが 6×10^{23} 個（1 mol）あれば，その電荷数は $2 \times 6 \times 10^{23}$ 個（2 Eq）となる．Ca イオンで 6×10^{23} 個の電荷（1 Eq）を得ようとすれば，Ca イオンの個数は 3×10^{23} 個（1/2 mol）でよいことになる．塩化カルシウム（$CaCl_2$）1 mol が溶解しているとすると，粒子の個数としては，Ca イオン 1 mol, Cl イオン 2 mol が溶解していることになる．一方，当量で表すと，陽イオンの Ca イオンは 2 Eq，陰イオンの Cl イオンも 2 Eq となり等しい（図 1-3）．

　電解質が液に溶解している場合，その溶液中の陽イオンの電荷総数と陰イオンの電荷総数は必ず等しくなっている．言い換えると，溶液中の陽イオンの当量数と陰イオンの当量数は必ず等しくなっている．そこでイオン化している粒子の単位としては，当量を使用するのが実際的で便利である．モル数にすると陽イオンと陰イオンのモル数が一致することもあるかもしれないが，一致しないことが多い．すべての粒子の電荷が 1 なら，モルを使用してもよいと思われるが，実際問題として粒子には 2 価，3 価が存在している．

表 1-1　電解質の重量と mol, Eq の関係

	イオン	1 mol	1 Eq
Na	Na^+	23 g	23 g
K	K^+	39 g	39 g
Ca	Ca^{2+}	40 g	20 g
Mg	Mg^{2+}	24 g	12 g
Cl	Cl^-	35 g	35 g
NaCl		58 g	
KCl		74 g	
$CaCl_2$		110 g	

　NaCl 1 g は溶解すると Na^+ 17 mEq，Cl^- 17 mEq になる（$1000 \div 58 \fallingdotseq 17$）．
　KCl 1 g は溶解すると K^+ 13 mEq，Cl^- 13 mEq になる（$1000 \div 74 \fallingdotseq 13$）．

　Na 1 g は NaCl にすると 2.5 g（$58 \div 23 \fallingdotseq 2.5$）であり，$Na^+$ にすると 43 mEq（$1000 \div 23 \fallingdotseq 43$）となる．
　（1 Eq＝1000 mEq, 1 mol＝1000 mmol）

陽イオンと陰イオンの
電荷数は等しい．

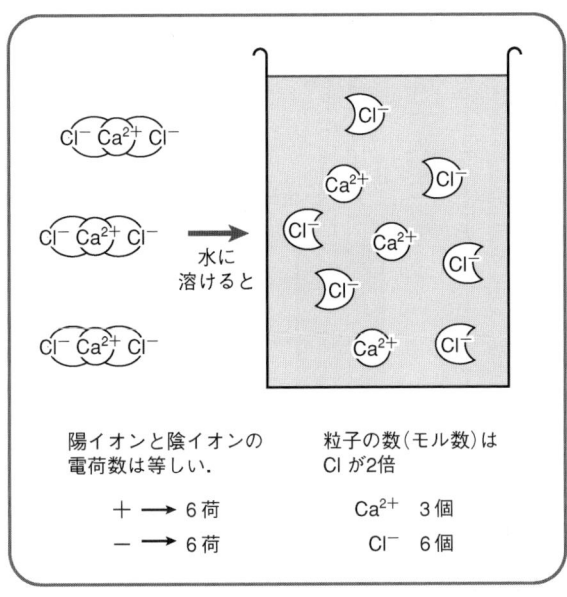

＋ ⟶ 6荷
－ ⟶ 6荷

粒子の数（モル数）は
Clが2倍

Ca^{2+}　3個
Cl^-　6個

図1-3　陽イオンの当量＝陰イオンの当量

● 製剤例

〈10％食塩水〉

　20 mL/A＝1アンプルに20 mLの食塩水が入っている．

　20 mLに2 gのNaClが溶けている．NaCl 1 gはNa 17 mEqなので，10％食塩水20 mLには34 mEqのNaイオンが含まれている．陽イオンと陰イオンの当量は等しいので，Clイオン含有量も同様である．

〈補正用塩化カリウム，コンクライト-K®〉

　カリウム（K）溶液はKイオン1 mEq/mLに調整されている．Kの急速投与は高K血症を引き起こし心室細動の原因となるので，K投与時は投与速度に注意を要する．そこで，製剤としてはすべて，1 mEq/mLに統一されている．20 mEq/時を超えない速度で投与する．塩化カリウム1 gはK 13 mEqなので，約1.5 gが20 mLに溶解されている（図1-4）．

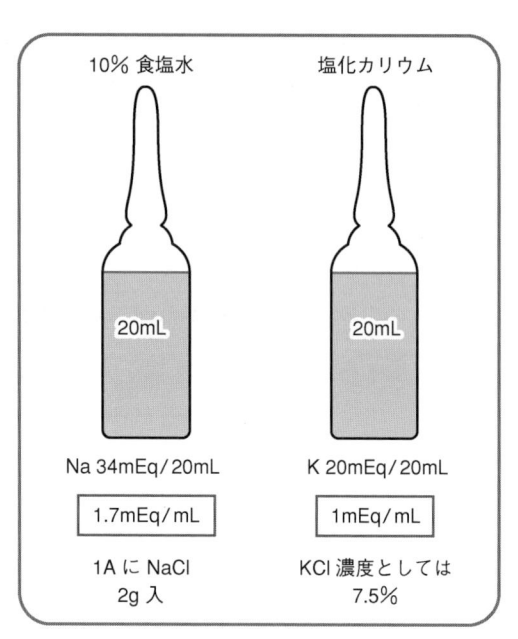

図1-4 10％食塩水と塩化カリウム

B. mOsm/kg・H₂O, mOsm/L

訳すと，「浸透圧モル濃度」．

> 正常値：280〜295 mOsm/kg・H₂O

280 mOsm/kg・H$_2$O は，体液中の水 1 kg に $0.28 \times 6 \times 10^{23}$ 個の粒子を含むことを意味している．

osmolality と osmolarity

osmolality は，溶媒である水 1 kg に含まれる溶質のモル濃度で，単位は Osm/kg・H$_2$O.
osmolarity は，溶液 1 L に含まる溶質のモル濃度で，単位は Osm/L.
実測する際には，検体を一定量採取して測定するので，溶液の量はわか

っているが，溶媒である水の重量は正確には不明である．一方，体液 1 kg は水 1 L にほぼ等しいので，便宜的に Osm/L を使用することが多い．そこで，osmolality の単位として Osm/L も使用されることが多いが，Osm/kg・H_2O とするのが正確といえる．

C．浸透圧モル濃度と浸透圧

浸透圧（mmHg）＝浸透圧モル濃度（mmol/L）×19.3 mmHg/mmol/L

1 mmol/L＝1 mOsm/L である．

よく，「浸透圧を測定する」と言うが，実際は浸透圧モル濃度を測定している．

1 mOsm/L＝19.3 mmHg

$$PV = nRT$$

高校の物理の本に書いてある式から求めることができる．この式がいかにして導かれるかは別として，自然界の法則として納得してほしい．

各項目の単位は，
 P：atm 気圧
 V：L 体積
 n：mol
 R：定数 0.082
 T：絶対温度

式を変形して，
 P＝n/V×R×T

生体での浸透圧を考えているので，体温は 37℃（絶対温度にすると 310 K）．

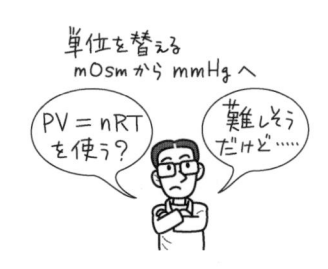

単位を mol から mmol に替えて，n/V (mol/L) = C (mmol/L) × 10^{-3} と表現すると，

$$P \text{ (atm)} = C \text{ (mmol/L)} \times 0.082 \times 310 \times 10^{-3}$$
$$P\text{(atm)} = [C\text{(mmol/L)} \times 0.02542] \text{ (atm)}$$

C が 1 mmol/L とすると，その圧力は P = 0.02542 atm となる．

P の単位を atm から mmHg に変換すると，1 atm = 760 mmHg なので，0.02542 atm = 760 × 0.02542 = 19.3 mmHg

1 mmol/L とは 1 mmol の粒子が 1 L の体積の中に存在していることを示している．この 1 L が液体の場合，1 L に 1 mmol 溶解している状態となるので 1 mOsm/L と同じことを意味している．つまり V が液体の場合，1 mmol/L = 1 mOsm/L となる．

すなわち，1 mOsm/L は 19.3 mmHg となる．

第 2 章

水はどこへ行く？

◆ A．浸透圧が等しくなるよう水が分布

「体液の浸透圧は，どこでも同じ」「浸透圧は細胞内外で等しい」ことを理解すると，輸液がわかりやすくなる！

1 osmosis：浸透現象

　osmolality が異なる溶液が，半透膜（水は通すが溶質は通さない膜）で区切られたとき，2種の溶液の osmolality が等しくなるよう，水が osmolality の低いほうから高いほうへ移動する．この現象を「osmosis（浸透現象）」とよぶ．

　図 2-1 左で半透膜で区切られた溶液の粒子数は 6 個と 12 個であるが，溶媒の量は同一なので，osmolality は 12 個が溶けている溶液の

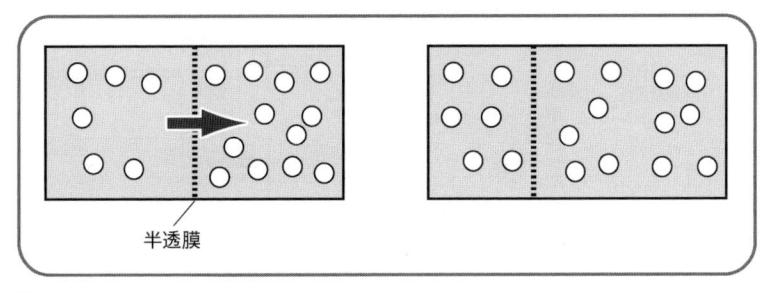

図 2-1　osmosis

ほうが 2 倍高くなり，この状態では，6 個の溶質を含む osmolality の低い溶液から，osmolality の高い溶液へ水が移動する（図 2-1 左）．半透膜の両側の液の osmolality が等しくなったときに平衡状態に達するが，各区画の溶質の粒子数は単位容積あたり同数になっている（図 2-1 右）．半透膜の左右で粒子の総数に変化はないが（半透膜の左 6，右 12），水の量が変化することによって，単位容積あたりの溶質の粒子数は等しくなる．

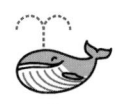

> 浸透現象により細胞内外の osmolality は等しくなる

2 浸透圧：osmotic pressure

図 2-2 のような連結管で，半透膜により蒸留水と osmolality をもつ溶液を区切ると（平衡前），水は osmolality の高いほうへ移動し，osmolality に比例した高さまで吸い上げられる（平衡後）．このとき，連結管左右の水面は，最初は等しいが（平衡前），やがて蒸留水側の

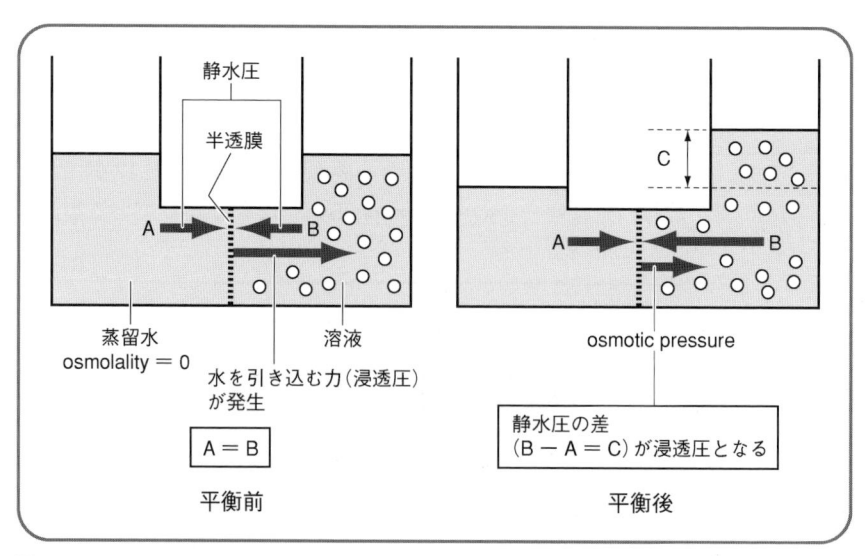

図 2-2　osmotic pressure

水面は低下し,溶液側の液面は上昇し,静水圧に差ができ平衡に達する(平衡後).

平衡後の半透膜にかかる力は,右方向に,A(半透膜左の蒸留水の静水圧)とC(半透膜右の溶液による水を引き込む力)で,両者の合計が,左方向のB(半透膜右の溶液の静水圧)とつり合う.溶液による水を引き込む力Cは,BとAの静水圧の差に等しく,これを浸透圧(osmotic pressure)とよぶ.Cは,液面の高さによる静水圧の差に等しくなる.つまり,osmotic pressure が,半透膜左右の静水圧の差とつり合って平衡状態に達している.osmotic pressure は,osmolality×19.3 に等しいことがわかっている(第1章参照).

日常使っている「浸透圧」という用語は,osmolality と osmotic pressure の両者を意味していることが多い.正確を期するなら,osmolality は「浸透圧モル濃度」,osmotic pressure を「浸透圧」と表現したほうが混乱が少ない.

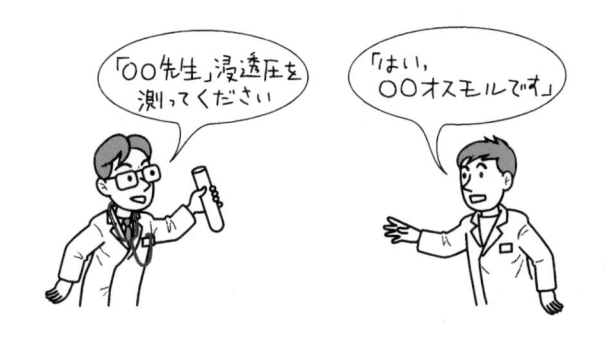

という場面が多いが,正確にするなら,
「浸透圧モル濃度を測ってください」と言うのがよい.
浸透圧で表現するなら,x オスモル×19.3(mmHg)となる.

B. 体内水分布

1　細胞内外の osmolality は等しい

　　体内の全水分量は，体重の 60％ で，細胞内は 40％，細胞外は 20％ である．細胞内と細胞外は，半透膜である細胞膜で区切られているので，osmosis により細胞内と細胞外の osmolality は等しくなる．より

浸透圧モル濃度
細胞内＝細胞外
↓
水の移動なし

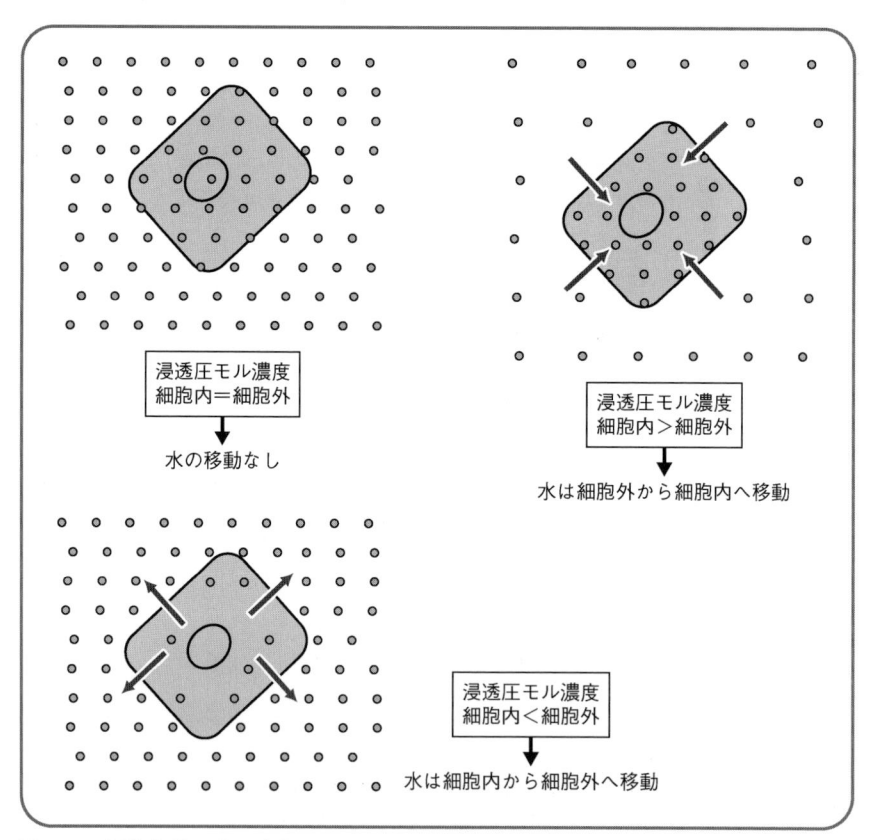

浸透圧モル濃度
細胞内＞細胞外
↓
水は細胞外から細胞内へ移動

浸透圧モル濃度
細胞内＜細胞外
↓
水は細胞内から細胞外へ移動

図 2-3　細胞内外の水の出入り

正確に表現すると，細胞と組織間液は半透膜である細胞膜で区切られ，細胞内と組織間液の osmolality が等しくなるよう水が分配される．
　細胞内外の浸透圧差があるときに，細胞内外の水の出入りが起こる．細胞内外で浸透圧差がないときは，細胞内外の水の出入りはない（図 2-3）．

❷ 細胞内と細胞外液の osmolality

> 溶質が溶液中に生ずる総粒子のモル数
> 280〜295 mOsm/L

　各分画の osmolality を決定しているのは，Na^+，K^+，Ca^{2+}，Cl^-，重炭酸などのイオン粒子と，ブドウ糖，尿素，蛋白などの粒子の総和であるが，単純にこれらの粒子の osmolality を足すと，細胞内の osmolality は 302.2 になる．しかし，イオンの相互干渉により，浸透効果を呈する粒子数が減少し，実際の osmolality は 281.3 mOsm/L になる（Guyton による）．細胞外液の osmolality も 281.3 となり，細胞内とまったく等しい．

	血漿	組織間液
Na^+	146	142
K^+	4.2	4.0
Cl^-	105	108
HCO_3^-	27	28.3
⋮	⋮	⋮
Urea	4	4
Protein	1.2	0.2
Total (mOsm/L)	282.6	281.3
Total osmotic pressure (mmHg)	5454	5429

osmolality：血漿が組織間液より 1.3mOsm/L 高い

大部分 Protein により形成

oncotic pressure 浸透圧勾配 25mmHg

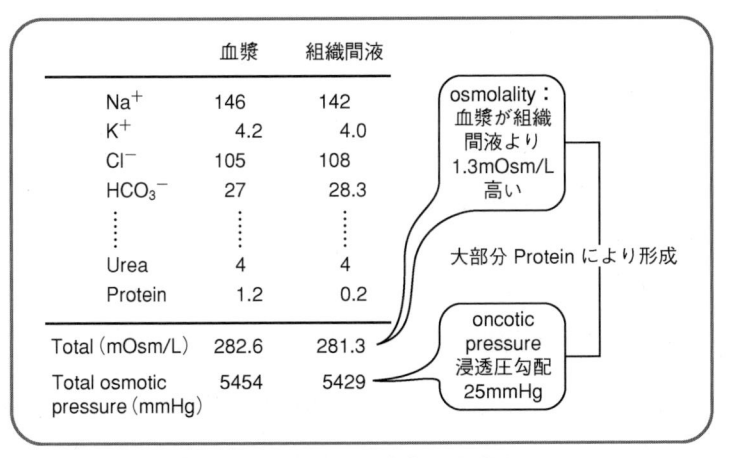

図 2-4　血漿と組織間液の浸透圧モル濃度と浸透圧
[GuytonAC: The body fluid compartments: extracellular and intracellular fluids; interstitial fluid and edema. Textbook of Medical Physiology 8th. edition, p277, Table 25-2, WB Saunders, Philadelphia, 1991 より引用改変]

C．組織間液と血漿

細胞外液＝血管外細胞外液＋血管内細胞外液
　　　　　　（組織間液）　　　　（血漿）

実際の osmolality をみると，血漿が 282.6，組織間液が 281.3 で，血漿の osmolality のほうが 1.3 mOsm/L 高い．これを osmotic pressure，すなわち浸透圧でみると，osmolality × 19.3 が osmotic pressure なので（第 1 章参照），血漿浸透圧は 5454 mmHg，組織間液の浸透圧は 5429 mmHg となり，血漿の浸透圧が 25 mmHg 高くなる（図 2-4）．

血漿 osmolality が 1.3 mOsm/L 高いのは，血漿に膜不透過の蛋白イオンが存在することによる Donnan（Gibbs-Donnan）平衡に従った結果で，これにより 25 mmHg の osmotic pressure の差が発生している．この浸透圧の差を oncotic osmotic pressure，略して oncotic pressure とよび，血管壁を隔てた浸透圧勾配を示している．この圧は，血漿内に水を引き込む力として作用する．

osmolality (mOsm/L) × 19.3 ＝ osmotic pressure (mmHg)

Donnan 平衡

細胞外液を，血管外細胞外液と血管内細胞外液に分配している法則である（図 2-5）．

血管内と血管外は血管内皮細胞で隔てられている．内皮細胞と内皮細胞の間には間隙があり，蛋白イオン以外のイオンは出入り自由で，透過性イオンとなっている（第 11 章 A 参照）．蛋白イオンは分子量が大きく（たとえばアルブミンは 68000），粒子が大きいため，内皮細胞間隙を通過す

```
〈不透過性イオンが存在するとき〉        〈透過性イオンの積が膜の両側で等しくなる〉
                                    ①    （＋電荷数）×（－電荷数）
電解質は通すが蛋白は                        9×4＝36＝6×6
通さない膜（血管壁）
                                        ┌─────────┬─────────┐
  ┌─────────┬─────────┐                 │  5Pr⁻   │         │
  │  5Pr⁻   │ 10Cl⁻   │                 │  5Na⁺   │  6Cl⁻   │
  │  5Na⁺   │ 10Na⁺   │   ──▶           │  4Cl⁻   │  6Na⁺   │
  └─────────┴─────────┘                 │  4Na⁺   │         │
                                        └─────────┴─────────┘
                                    ②    膜の一側の（＋電荷数）＝（－電荷数）

  蛋白イオン（図ではPr⁻）が存在する分画：陽イオン濃
  度が高くなり，陰イオンが低くなって平衡に達する．
```

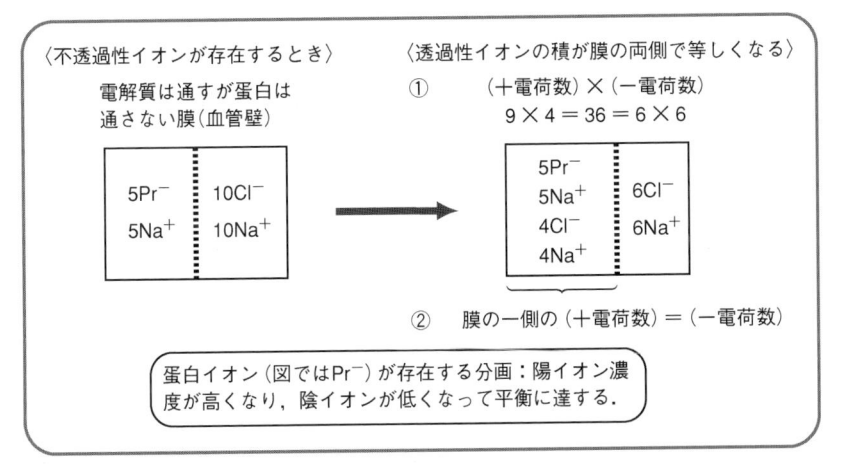

図 2–5　毛細血管壁：Donnan 平衡

ることができない．血管壁がイオン透過性である点は，先に述べた半透膜である細胞膜とは異なっている．

　さて，透過性イオンと不透過性イオンが混在している場合，下記①②の Donnan 平衡により透過性イオンの分配が決定される．
　たとえば，図 2–5 左のように陰イオンである蛋白イオンと Na^+，Cl^- イオンが血管壁を隔てて存在するとすると，やがて，図 2–5 右のような組成となって平衡に達する．
① 陰性の透過イオンと陽性の透過イオンの積は，毛細血管壁の内外で等しい
（図 2–5 右で，左の透過性陽イオンは Na^+ 9，陰イオンは Cl^- 4 で，その積は 9×4＝36．右側では Na^+ 6，Cl^- 6，その積は 6×6＝36 で等しくなっている）
② 膜の一側の陰イオンと陽イオンの電荷は等しく，電気的に中性となる
（図 2–5 右で，膜の左側：陽イオン数 9，陰イオン数 9．膜の右側：陽イオン数 6，陰イオン数 6）
　結果として，膜不透過の蛋白イオン（陰イオン）が存在する分画では，透過性の陽イオン数が多くなり透過性の陰イオン数が少なくなるとともに，イオン粒子の数が，蛋白イオンの存在する側で多くなる．

言い換えると，蛋白の存在する側の osmolality が少し高くなる．

D．ブドウ糖はどこへ行く？

図2-6の血漿水分の分画に水を加えたとし（仮の話であって，実際に水のみを静脈内に直接投与することはない），平衡に達するまで仮に排出（尿）がなかったとすると，
① 血漿の浸透圧がまず低下する
② 水は組織間質にも移動し，細胞外液全体に均等に分布する（血漿と組織間液の間にある毛細血管壁は電解質・水の出入りは自由で，蛋白質は血漿側にとどまるため）
③ その結果，細胞外液の浸透圧は低下する（水で薄まることになるため）
④ 細胞内外で浸透圧差が発生する
⑤ 細胞外から細胞内に水が移動する（浸透現象による）
⑥ 細胞内と細胞外の浸透圧が等しくなった時点で，水の移動は止まる

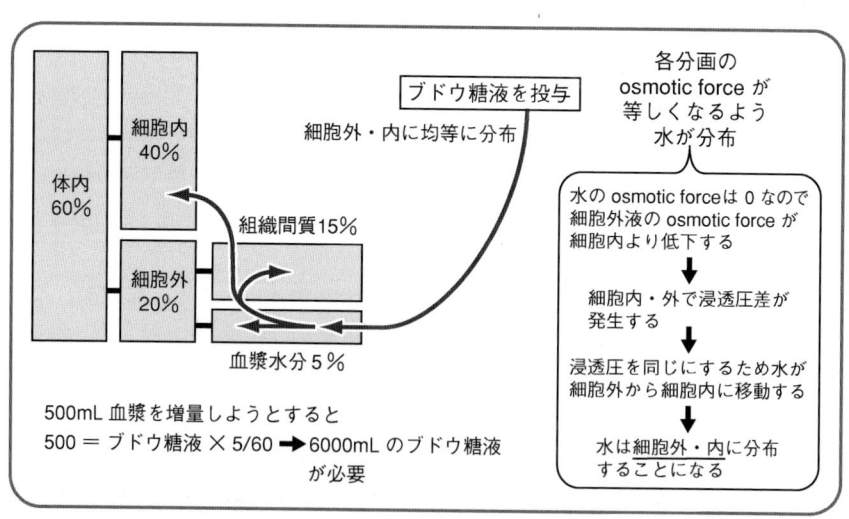

図2-6 ブドウ糖を投与すると…

⑦ 全体として総水分量は投与分だけ増加している．各分画の浸透圧は等しく，水投与前より低下している

〈たとえば〉
　体重 60 kg の人であれば体重の 60％が水分なので，36 L の水分画に均等に水が行き渡る．水 60％中 5％が血漿分画なので，5/60＝1/12 で，血漿分画（血管内細胞外液）には，投与した水の 1/12 が配分される（図 2-6 参照）．仮に尿の排出がなかったとして，500 mL の出血をブドウ糖輸液で補おうとすると，500×12＝6000 mL 必要となる．静脈内投与する液が浸透圧 0 の蒸留水だと注入部位で溶血が発生するので，実際投与する液は，ブドウ糖などによる浸透圧をもつ必要がある．電解質を含まないブドウ液は，ブドウ糖が代謝された後は，最終的に水のみを投与したのと同じことになる（図 2-6）．

> ブドウ糖投与は水のみを投与したのと同等
> （ブドウ糖が使用されれば水のみが残る）

● 細胞外液より低い osmolality の液を投与したとき
　その人の細胞外液の osmolality より低い osmolality をもつ液を細胞外に注入した場合，その細胞外液の osmolality は液注入以前より低下することになり，細胞内液の osmolality より低くなる．このとき，細胞内液の osmolality が細胞外液の osmolality より高くなるので，浸透現象により細胞外から細胞内へ水が移行する．

E．乳酸リンゲル液はどこへ行く？
（酢酸リンゲル液でも同じです）

　図 2-7 の血漿水分の分画に乳酸リンゲル液を加えたとし，平衡に達するまで仮に排出（尿）がなかったとすると，
① 血漿浸透圧に変化はない（乳酸リンゲル液の浸透圧は血漿と同じなので）

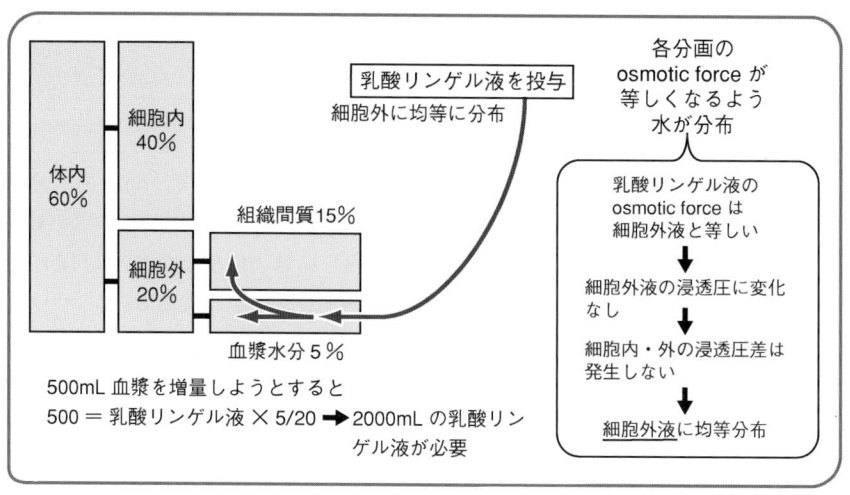

図 2-7　乳酸リンゲル液を投与すると…

② 水と電解質が，血漿から組織間質に移動する（血漿と組織間液の間にある毛細血管壁では電解質・水の出入りは自由で，蛋白質は血漿側にとどまるため）
③ 細胞外液の浸透圧に変化なし
④ 細胞内外の浸透圧差は発生しないため，細胞内への水の移動はない
⑤ 細胞外液の総量が投与した分，増加する
⑥ 投与された乳酸リンゲルは細胞外液のみに，組織間質：血漿＝3：1の割合で分布する

〈たとえば〉

　乳酸リンゲル液や生理食塩水のように，細胞外液の osmolality に近い osmolality をもつ電解質液を投与したとき，細胞外液の osmolality に変化はないので，細胞内への水の移行はほとんどなく，この電解質液は体重の 20％を占める細胞外液のみに分布する．このとき，細胞外液の 5/20＝1/4 が血漿分画となる（図 2-7 参照）．

　体重 60 kg の人であれば体重の 20％が細胞外分画であるので，12 L の細胞分画に均等に水と電解質が行き渡り，血漿分画（血管外細胞外液）には，投与した水の 1/4 が配分される．また，実際の出血時は

血管外の組織間質から血管内に液が移行するが，仮にこの液の移動がなく，また尿の排出がなかったと仮定すると，500 mL の出血を乳酸リンゲル液で補うために，500×4＝2000 mL が必要となる．

ただし，より厳密に考えると，乳酸リンゲル液の Na 濃度は 130 mEq/L であり，血漿 Na 濃度（140 mEq/L）より低いので，乳酸リンゲル液を投与された細胞外液の osmolality はわずかであるが低下する．すなわち，細胞外液の osmolality が細胞内液に比して低くなるので，わずかではあるが細胞外から細胞内に水が移行する．

細胞外液とまったく osmolality が等しい液を投与したとき

細胞外液と osmolality がまったく等しい液を静脈内投与（血管内細胞外液に直接投与）したとすると，この液は細胞外（血管内細胞外液および血管外細胞外液）にとどまる．その理由は，前述のように細胞内に液が移行するには，細胞内液と細胞外液の osmolality に差が必要なためである．細胞内に液が移行するには，細胞内液の osmolality が細胞外液に比し，高くなっている必要がある．細胞外液とまったく等しい osmolality をもつ液を細胞外に加えた場合は，細胞外液の osmolality はまったく変化しないので，細胞内液の osmolality との差は発生しないため，水の移行はない．

まとめ

本章では，ブドウ糖液と乳酸/酢酸リンゲル液で出血を補うときの水の移動について，考えかたを説明した．実際は，尿や出血時の組織から血管内への水の移動があるので本章の内容と同一ではないが（第 4 章参照），両液の違いについて理解できれば幸いである．

第 3 章

水と塩で生きる

◆ A．毎日の食事からみた水分量と電解質量

1　入る量＝出る量

　人の体は，常に一定の状態を保とうとしている．基本原則は，経口摂取した食品や飲料に含まれる水や電解質は，同量が体外に排出されているということである．
　もし，摂取した分が排出されないと水がたまって体重は増加し，逆に排出量が摂取量より多いと体重は減少する．健常者は一定の体重を保っている．一定を保つことを恒常性の維持といい，生体は恒常性を維持して生きている．

　水と塩があれば，とりあえず生きていける．

> 水：入る量＝出る量
> 塩：入る量＝出る量
> 経口摂取量＋代謝水＝尿量＋便量＋不感蒸泄

　これは，入った分は出て行くという関係である．

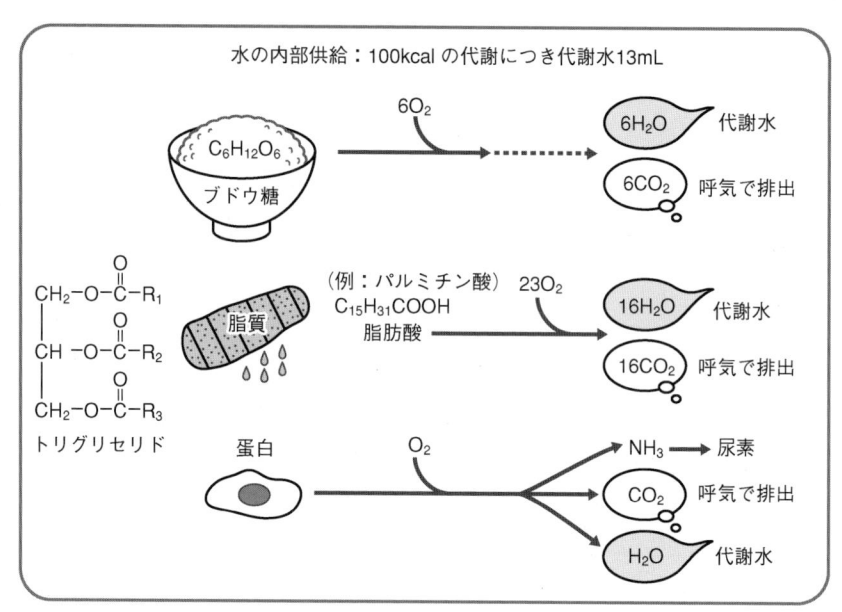

図3-1 代謝水

2 水について：入る量

　経口摂取量とは，食物・飲料に含まれている水分量で，経口摂取が水分の外部供給源である．この経口摂取量が，輸液をする場合の維持量に相当する．

　代謝水とは，代謝の過程で発生する水（H_2O）である．食物は，炭素（C）・酸素（O）・水素（H）・窒素（N）から成り立っている．たとえば，炭水化物は炭素・酸素・水素で成り立っているが，代謝の過程で熱とATP産生をしつつ，二酸化炭素（CO_2）と水（H_2O）になる．この水が代謝水として，体内での水の内部供給源となる（図3-1）．熱量100 kcalに対して13 mLの代謝水が発生する．仮に2000 kcal摂取したとすると，20×13＝260 mLの代謝水の内部供給があるといえる．

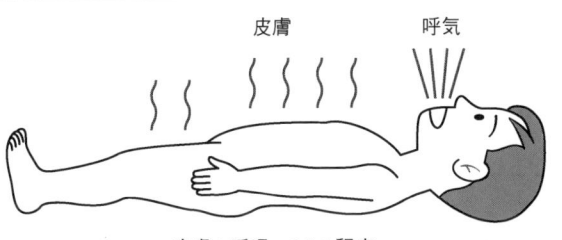

皮膚　呼気

皮膚：呼吸＝3：1 程度

不感蒸泄量

不感蒸泄と外囲の条件（吉村，1968）

空気の性状 （気温24〜25℃）	全不感蒸泄量 （g/時）	皮膚蒸泄量 （g/時）	呼吸器よりの蒸泄量 （g/時）		呼吸器蒸泄量と皮膚蒸泄量の比
			水　分	［CO_2-O_2］	
正常	30.97	22.52	5.77	2.68	1：2.7
はなはだ湿潤	30.97	23.61	4.30	2.86	1：3.3
きわめて乾燥	32.15	21.56	7.90	2.69	1：2.0

図 3-2　皮膚と呼吸器からの不感蒸泄

❸　水について：出る量

① 尿として水分が体外に排出される
② 便にも水分が含まれている．成人で約 100 mL
③ 不感蒸泄（呼気＋皮膚からの蒸発）

不感蒸泄とは，呼気，皮膚からの水分蒸発量である．普段感じることができないので不感蒸泄というが，呼気に水分が含まれていることは，手に息を吹きかけてみると手が湿ってくるので実感できるであろう．体表面積あたり 600 mL/m^2/日．体温 1℃上昇すると，15％増加する．気管挿管下での加湿器付きの人工呼吸中では減少する．成人で約 900 mL で，15×体重（kg）が目安である．

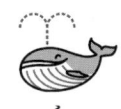

不感蒸泄の目安（mL）＝15 mL/kg×体重（kg）

A．毎日の食事からみた水分量と電解質量

a. 呼気の不感蒸泄

　　37℃で100％加湿された状態では，44 mg/Lの水分が含まれる．そこで，吸気の温度や湿度に関わらず，肺胞レベルの吸気に含まれる水分量は44 mg/Lとなる．呼気では，この水蒸気で飽和した肺胞気が呼出されるが，鼻腔に到達するまでに温度が低下するので，最終的に呼気中には34 mg/Lの水分が含まれている．

● 成人が1日に呼出する水分量を計算（図3-3）

　　一回換気量：500 mL/回＝0.5 L/回，呼吸数：12回/分とすると，1日の換気量は，1日は60分×24＝1440分なので，

　　　0.5×12×1440＝8640 L/日

　　そこで1日に呼出される水分量は，呼気中の水分量が34 mg/Lなので，

　　　34 mg/L×8640 L/日÷1000＝294 g/日

　　294 gの水は294 mLに相当する（水1 g＝1 mL）

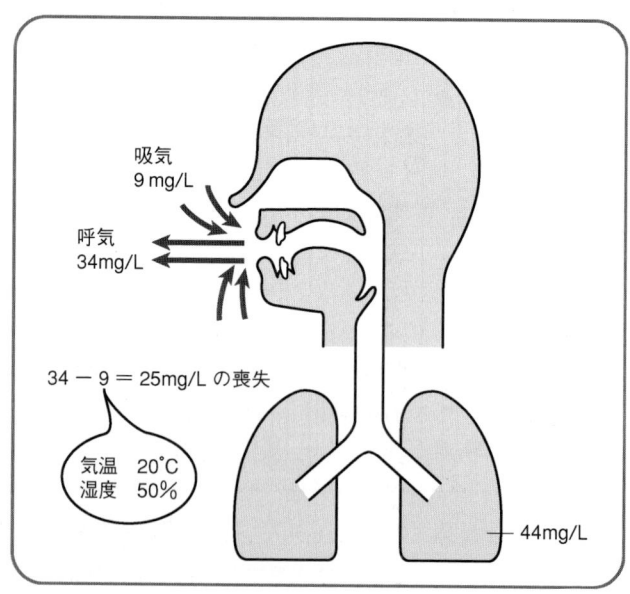

図3-3　呼気に34 mg/Lの水分あり

仮に，空気の湿度が0%であったら，

> 呼気による水分喪失量＝呼気水分量－吸気水分量＝294－0＝294

その日の気温が20℃，湿度が50%であったとすると，9 mg/Lの水分が含まれているので，もともと空気に含まれていて肺に入る水分量は，

$9 \times 8640 \div 1000 ≒ 78$ g

呼気による水分喪失量＝呼気水分量－吸気水分量＝294－78≒220 mLの水分が呼吸により喪失していることになる．

もし，呼吸数が多く，一回換気量も多ければ，1日換気量が多くなり喪失量も増加する．換気量が2倍で呼吸回数も2倍になれば（たとえば激しい運動時，高熱），呼吸による喪失水分量は4倍となる．

● 人工呼吸中の患者（気管挿管中）が1日に呼出する水分量を計算

〈加湿器・人工鼻をつけない場合〉

気管挿管していない場合，呼気の水分量は34 mg/Lである（前述）．気管挿管してあると，気管・口腔・鼻腔の粘膜をバイパスするので，呼気水分量は27 mg/Lとなる．つまり，挿管チューブを介して呼吸すると呼出される水分量は低下するので，不感蒸泄量は減少する．一方，加湿なしで気管チューブを介して呼吸すると，気道からの不感蒸泄量は少なくなるが，上気道・気管を吸気がバイパスするため，乾燥したガスが直接末梢気道に達するので，気道上皮が乾燥し損傷を受ける．

気温20℃，湿度50%とすると，空気中の水分量は9 mg/Lである．

つまり，吸気に含有されている水分は9 mg/Lとなるので，挿管中で加温・加湿していないなら，27－9＝18 mg/Lの水分が喪失する（図3-4）．たとえば，一回換気量500 mL・呼吸回数12回/分とすると，8640 L/日の換気量となり，喪失量は18 mg/L×8640÷1000≒156 mLとなる．

〈人工鼻をつけると〉

人工鼻をつけると，呼気の水分量は35 mg/Lとなる．吸気は人工鼻で加湿され，26 mg/Lの水分を含有する（図3-4）．そこで，35 mg－26 mg＝9 mg/Lの水分喪失が発生する．気管挿管し，人工

図中テキスト:

挿管中
27mg/L
呼気に含まれる水分量は、その日の気温・湿度により変化する
27 − 9 = 18mg/L の喪失
気温 20℃
湿度 50%
44mg/L

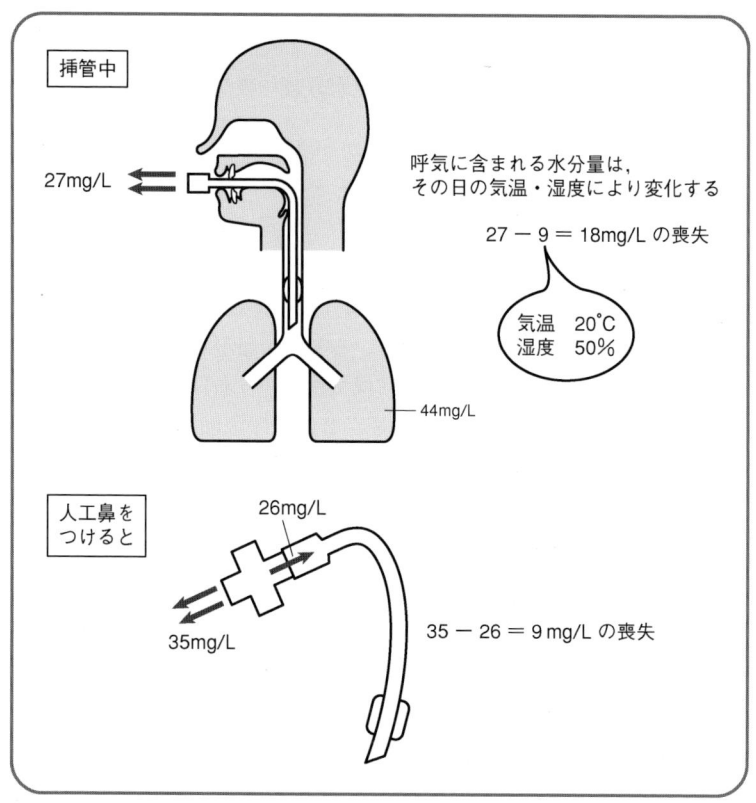

人工鼻をつけると
26mg/L
35mg/L
35 − 26 = 9 mg/L の喪失

図 3-4　気管挿管，人工鼻使用時の呼気不感蒸泄

　　　　鼻を介して呼吸したとすると，9 mg/L×1 日換気量で，1 日の呼気による水分喪失量が計算できる．たとえば，一回換気量 500 mL・呼吸回数 12 回/分とすると，8640 L/日の換気量となり，喪失量は 9 mg/L×8640÷1000≒78 mL となり，空気下自発呼吸に比べ，不感蒸泄量が減少する．

b. **皮膚からの不感蒸泄**

　　　　呼気での不感蒸泄量と皮膚からの不感蒸泄量の比は，1：2〜1：3 の間である（図 3-2）．通常，皮膚からの蒸発は感覚にのぼらないので「不感蒸泄」というが，水分蒸発が意識にのぼるようになると「発汗」という．皮膚からの蒸発量は，600〜700 mL/日である．発汗は，最高 1.0〜1.5 L/時まで増加し，1 日 10 L まで増加し得る．

4 経口摂取量と尿量：尿量からみた摂取量の推定

摂取量＋代謝水＝尿量＋便量＋不感蒸泄　を変形すると
経口摂取量＝尿量＋便量＋不感蒸泄－代謝水
シンプルにするため前述(p.22)の代謝水の下2けたを四捨五入して，
経口摂取量＝尿量＋100＋900－300
経口摂取量＝尿量＋700

　これは，たとえば水分として3000 mL摂取したら2300 mLの尿量が予想され，2000 mL摂取したなら1300 mLの尿量が予想されることを意味している．だいたい，尿量に700 mL追加した分の水分を前日に摂取していることになる．

> 1日の水分投与量とは，適正な尿量＋700 mL

では，適正な尿量はどれくらいであろうか？

5 適正な尿量とは？

　尿の役割は，老廃物を体外に排出することにある．老廃物とは，各種物質の代謝産物で，たとえば，リン（P）脂質（膜の構成成分など）が代謝されるとPO_4^{2-}が産生され，硫黄（S）を含む蛋白が代謝されるとSO_4^{2-}が産生され，蛋白の窒素（N）は，尿素窒素（BUN）となって排出される．腎不全ではこれらの代謝産物が排出されないため，血中濃度が上昇する．成人で，1日600 mOsmの老廃物が排出される必要があるが，これは，各物質の粒子数の総和が$3.6×10^{23}$個あるということである（第1章参照）．なお，粒子の大きさは関係なく，あくまで粒子数の問題である．

浸透圧と粒子数

1 molは$6×10^{23}$個の粒子の集まりであり，1 molが水に溶けていると

すると 6×10^{23} 個の粒子がその液中に存在することになり，この状態を 1 オスモル（1 Osmol，1 Osm と略す）とよぶ．もし水 1 kg に溶けていれば，この溶液の osmolality（浸透圧モル濃度）は $1.0\ \text{Osm/kg} \cdot \text{H}_2\text{O}$ となり，0.5 kg に溶けていれば，$2.0\ \text{Osm/kg} \cdot \text{H}_2\text{O}$（1 Osm/0.5 kg）となる．すなわち，溶媒 1 kg あたりに溶けている粒子数のモル数を浸透圧モル濃度とよんでいる．さて 600 mOsm＝0.6 Osm なので，600 mOsm は $0.6 \times 6 \times 10^{23}$ 個＝3.6×10^{23} 個の粒子からなることになる（第 1 章参照）．

尿の浸透圧モル濃度は，50〜1500 mOsm/L の間である．すなわち，腎臓の最大尿濃縮力は 1500 mOsm/L であるので，600 mOsm の溶質を排出するには，最低 400 mL（0.4 L）の尿量が必要になる（図 3-5）．

$$600\ \text{mOsm} = 1500\ \text{mOsm/L} \times 0.4\ \text{L}$$

もし，尿量が 0.3 L とすると，最大濃縮しても 1500 mOsm/L×0.3 L＝450 mOsm となり，600 mOsm 排出する必要があるにもかかわらず，450 mOsm しか排出されないために 600－450＝150 mOsm の老廃物が体内に蓄積することになる．この状態では，血中に老廃物である BUN が蓄積する．

したがって，老廃物を蓄積させないためには，最低 400 mL の尿量が必要となる．通常，1 日 500 mL 以下の尿量を乏尿とよび，危険領域としている．そこで，たとえば 1 日尿量 1000〜1500 mL 以上あれ

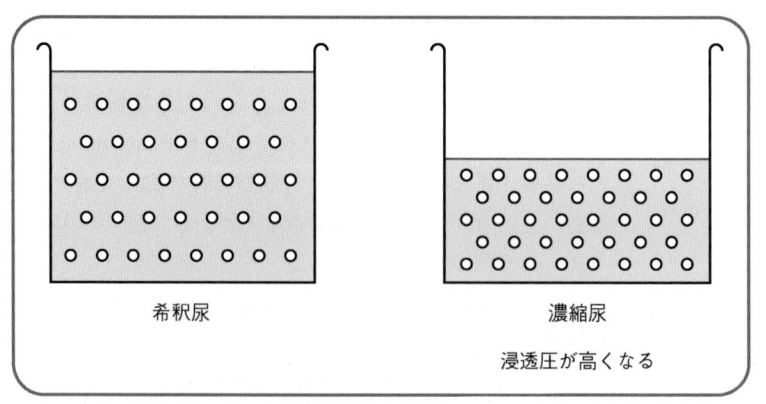

図 3-5 腎の尿濃縮力にも限界がある

ば，余裕をもって老廃物を排出できると考えられる．そこで，0.5 mL/kg/時以上の尿量を最低時間尿量の目安としているが，余裕をもって 1.0 mL/kg/時以上の尿量を確保できれば，まずはひと安心ということになる．

　前述の式から考えると，1日水分投与量を多くすれば尿量も増加することが予想されるので，健常者であれば水分を多くとれば十分尿量が得られる．とりあえず，成人であれば 1700〜2200 mL/日以上の水分を投与すればよいことになる．

6 食塩をめぐって

　「Na について」と言い換えることができる．

　日本人の食塩摂取量は，1日あたり 3〜20 g である．東北地方の人は昔から多めといわれている．これを Na の当量で表すと，51〜340 mEq となる．日常の食生活のなかで，人によって摂取量が異なる．日常生活では，各個人の1日の摂取量はある範囲をもってだいたい一定である．必要最低限で 3 g 摂取すればよいが，1日の総食塩量が 3 g の食事はあまりおいしくないであろう．塩の排出先は，尿・便・汗である．いずれにせよ，日常の食生活では，入った食塩は同量が出ている．

> 塩：入る量＝出る量

　最近のコンビニ弁当には，NaCl 量を示したものと Na 量と示したものがある．Na 量を 2.5 倍したものが食塩量となり（第1章参照），たとえば Na 100 mg は NaCl 250 mg を含有することを意味している．

　1食の Na 含有量が 2.5 g なら NaCl を 6.3 g 含有することになり，この弁当を1日に3回食べたとすると，6.3×3＝18.9 g となり，食塩が多めといえる（図 3-6）．減塩とは，通常 5 g 以下を目標とする．

　輸液製剤の電解質量は，電荷を帯びているがゆえに電気的な量を示す mEq（当量）で表現することが多いので（第1章参照），この弁当に含まれる Na の当量を計算してみると，すなわち同量を輸液で投与したとすると，

　　食塩量から計算すると 6.3×17＝107.1 mEq

　　Na 量から計算すると　2.5×43＝107.5 mEq

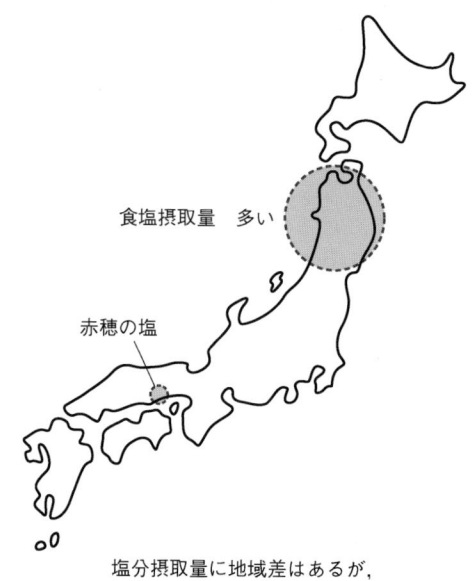

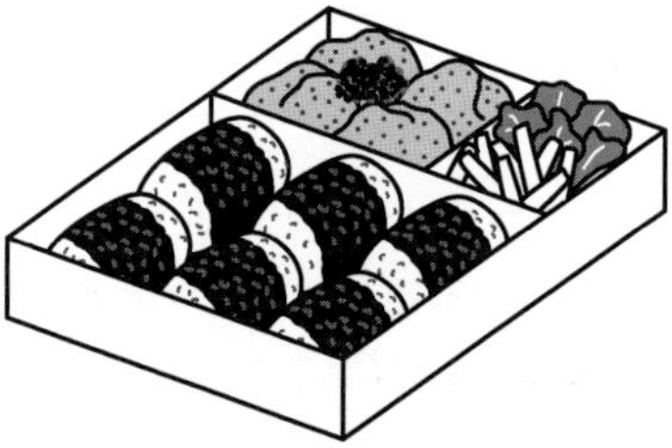

食塩摂取量 多い

赤穂の塩

塩分摂取量に地域差はあるが，
輸液の維持量に差なし．
入った分，出る．

熱　　量	775kcal
蛋白質	30.4g
脂　　質	26.5g
炭水化物	103.1g
Na	2.5g
Ca	39mg

Na 2.5g は，NaCl 6.3g に相当する

図 3-6　唐揚げむすび弁当

となり，だいたい等しくなる．このように換算する際に，食塩の量として考えるとわかりやすいので，通常，食塩 1 g = 17 mEq と覚えておくのが便利である（表 1-1）．

　　KCl 1 g は K 13.4 mEq, CaCl$_2$ 1 g は Ca 9.0 mmol / L であり，Ca の原子価が 2 であるので 18 mEq となる．

B．輸液だけで生きるとしたら

　もし，健常者が経口摂取をやめて，輸液だけで1日過ごすとするとどのような輸液をしたらよいだろうか．このための1日水分量と食塩量を「維持量」とよぶ．毎日同じような食事をしているなら，水も塩も摂取量が排泄量と等しくなっている．

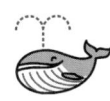

> 水：適正尿量＋700 mL
> 塩：3〜20 g/日

1　水の計算

　適正尿量が1500〜2200 mLとすると，投与水分量は2200〜2900 mLになる．これは範囲で示されているが，輸液量の計算結果は明確な数値で表さないと不便なので，体重を基準とした計算法が用いられている．たとえば，50 kgの人と70 kgの人では，この範囲であっても70 kgのほうが多めになるためである．

> 4-2-1 法による計算
> 最初の 10 kg　　4 mL/kg/時
> 次の 10 kg　　　2 mL/kg/時
> 残りの体重分　　1 mL/kg/時

　以下に，例を示す．

〈体重 50 kg〉
最初の 10 kg　　4 mL/kg/時　　4×10＝40 mL/時
次の 10 kg　　　2 mL/kg/時　　2×10＝20 mL/時
残りの体重分　　1 mL/kg/時　　1×(50−10−10)＝30 mL/時
　　　　　　　　　　　　合計　90 mL/時　　2160 mL/日

〈体重 70 kg〉
最初の 10 kg　　4 mL/kg/時　　4×10＝40 mL/時
次の 10 kg　　　2 mL/kg/時　　2×10＝20 mL/時
残りの体重分　　1 mL/kg/時　　1×(70−10−10)＝50 mL/時
　　　　　　　　　　　　合計　110 mL/時　　2640 mL/日

〈体重 15 kg〉
最初の 10 kg　　4 mL/kg/時　　4×10＝40 mL/時
次の 10 kg　　　2 mL/kg/時　　2×5＝10 mL/時
残りの体重分は 15 kg なので，すでになし
　　　　　　　　　　　　合計　50 mL/時　　1200 mL/日

2　塩の計算

1 日の食塩摂取量は 3〜20 g で，Na にすると 51〜340 mEq になる（前述）．
　　体重 70 kg とすると，0.73〜4.86 mEq/kg/日
　　体重 50 kg とすると，1.0〜6.8 mEq/kg/日
　理想的な食生活では，8 g (8×17＝136 mEq) くらいなので，
　　体重 70 kg とすると，1.9 mEq/kg/日
　　体重 50 kg とすると，2.7 mEq/kg/日
となる．
　つまり，食塩摂取量の設定によって，投与 Na 量が変わってくることになる．しかし，計算する側としては数値を出す必要があるので，一般的に輸液計画を立てる際，1.0〜2.0 mEq/kg/日に設定して計算する．

Na の維持量：1.0〜2.0 mEq/kg/日

Na必要量を1 mEq/kg/日で計算すると，体重60 kgでは，1日Na量は60 mEq/日となり，食塩にすると3.5 g/日に相当する．1日必要水分量（維持量）は，4-2-1法で計算すると2400 mL/日となり，60/2400＝25 mEq/LのNa濃度の液を，2400 mL輸液すればよいことになる．

　Na必要量を2.0 mEq/kg/日として計算すると，1日Na量は120 mEq/日となり，食塩にすると7.0 g/日に相当する．120/2400＝50 mEq/LのNa濃度の液を，2400 mL輸液すればよいことになる．

　NaCl 1 molは23＋35＝58 gであり，Naを1 mol, Clを1 mol含むことになる．そこで，食塩（NaCl）1 gは何mmolに相当するかというと，1000 mmol÷58.5＝17.09 mmolとなり，NaCl 1 gはNaとClそれぞれ17 mmolに相当する．Na 17 mmolは17 mEqである．

　まとめると，経口摂取なしで輸液で1日過ごそうとすると，体重割で水分の総量とNaの総量を計算する．その食塩を水に溶かして24時間かけて持続投与すればよいことになる（図3-7）．実際昔は，自分でつくっていた．現在は，維持液または3号液とよばれる製剤

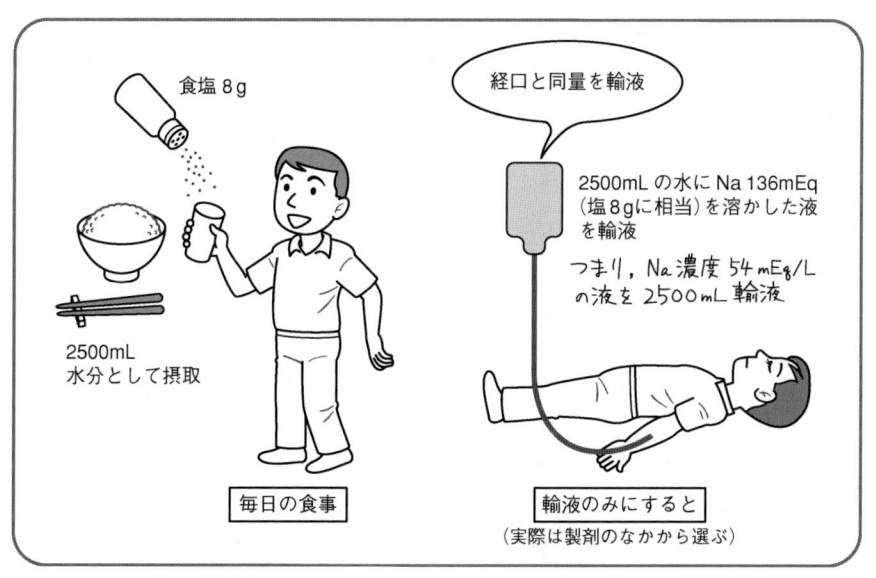

図3-7　経口か輸液か

を使用することが多い．

　維持液のNa濃度は製剤によって微妙に異なる．これは，Naの摂取量の設定が製剤によって異なっているためである．その設定は経口摂取量を参考にしているので，個人差があることになり，どの設定値が最もよいとは決められない．つまり，維持液なら，どの製剤を使ってもよいことになる（第14章B参照）．

第 4 章

細胞外液を輸液すると？

A．輸液による血液量の変化

輸液の主要な目的のひとつは，循環血液量の増加である．輸液をすることにより，血液量を上げ，血流と血圧を維持し，臓器灌流を保ち，臓器機能を保持する．たとえば，腎では尿量を得ることを目標としている．輸液により，どの程度の血液量増加が得られるのであろうか．

1 血液量の変化を Hb 濃度変化で推定する

輸液前の血液量 V_1
輸液後の血液量 V_2
輸液前のヘモグロビン濃度 Hb_1
輸液後のヘモグロビン濃度 Hb_2
とすると，輸液前後で血中の総 Hb 量（$V_1 \times Hb_1$）に変化はないので，
$$V_1 \times Hb_1 = V_2 \times Hb_2$$

これを変形すると $V_2 = V_1 \times Hb_1/Hb_2$ となり，輸液後の血液量は，輸液前後の Hb の比（Hb_1/Hb_2）と輸液前の血液量（V_1）で表すことができる．
輸液前の血液量を 1 とすると，輸液後は Hb_1/Hb_2 となる．
たとえば，輸液前の Hb 濃度が 12 g/dL で，輸液後が 11 g/dL な

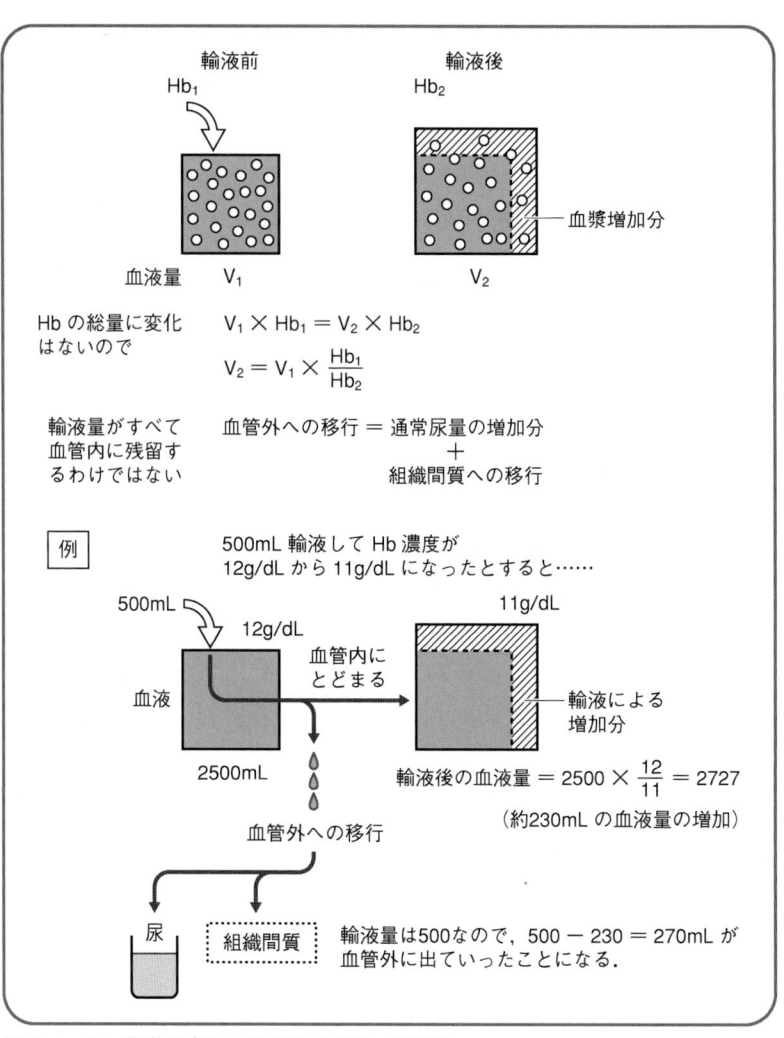

図 4-1 Hb 濃度の変化で血液量の変化を推定

ら，$12/11 ≒ 1.1$ となり，輸液後の血液量は輸液前の 1.1 倍，つまり 10％増加していると推定できる．輸液された液は血管内にとどまる部分と血管内から血管外組織間質に移行する部分があり，輸液されたすべてが血液量増量の源となるわけではない．

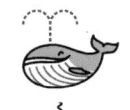

> Hbの希釈で血漿増量を想う
> (ただし，持続する出血がなければ…)

B．細胞外液の輸液：組織間質にも行く

　血清電解質に近い組成をもつ液を細胞外液補充液とよび，乳酸リンゲル液，酢酸リンゲル液，生理食塩水が使用されている．この細胞外液補充液なる輸液製剤は，輸液されると細胞外液（血管内・血管外）に分布する（図4-2）．細胞外液補充液の浸透圧モル濃度は，細胞外液の浸透圧モル濃度に近いので，投与しても細胞外液の浸透圧をあまり変化させない．したがって，細胞内への水の移行はないものと考える．細胞外液は，血管内細胞外液（血漿のこと）と血管外細胞外液（組織間液のこと）からなるので，結局，細胞外液補充液を輸液するということは，血管内と血管外の両者の細胞外液に液を供給することになる．血管内に直接投与しても血管内から血管外に移行するので，細胞外液補充液を輸液するときは，細胞外へも液を投与しているということに気づいてほしい．なお用語の使いかたとして，細胞外液補充液を単に「細胞外液」と表現することが多い．

1　投与量の3/4が血管外に分布？

　輸液された細胞外液補充液の体内分布は，1：3の割合（血管内：血管外）で細胞外液に分布するとされている．しかしこれは，脱水のない健常者で尿量に変化がないとすると，血管内にとどまる部分と血管外に移行する部分の比は，血管内：血管外＝1：3になるであろうと考えられるということである．実際に，輸液を必要とする人は，脱水，出血，血圧低下などがあり細胞外液量が減少している人で，健常ではない．また，健常者に輸液をすれば尿量は確実に増加し，輸液量がすべて体内にとどまるわけではないので，この1：3という数字は生理学的に考えられた目安ということで，実は絶対的な数字ではない．

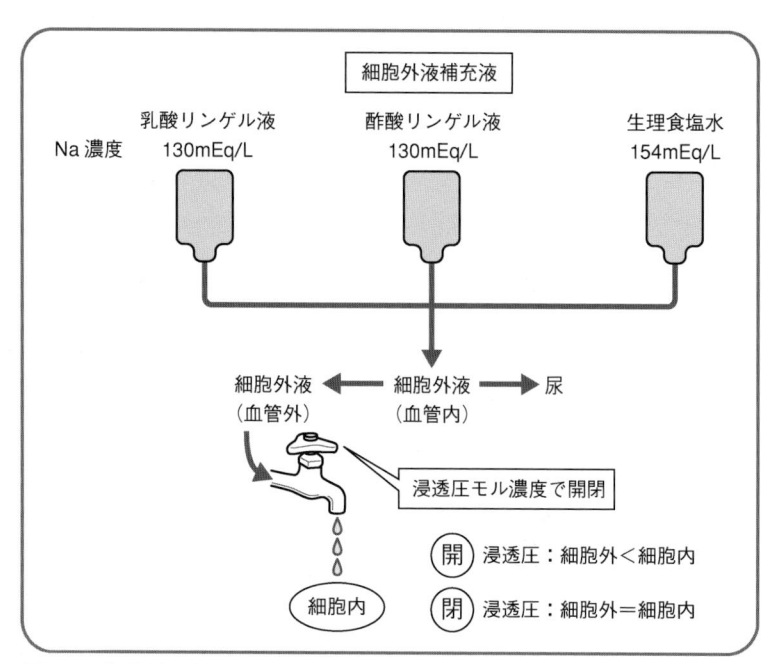

図 4-2 細胞外液補充液の行き先

2 では，実際どこへ？

　　　輸液が実際に分布する分画を輸液スペースと名づけると，一般的には細胞外液全体が輸液スペースと考えられてきた．
　　　しかし，スウェーデンの Hahn によると，血管内に投与した細胞外液は細胞外液全体に分布するのではなく，血管内および血管に隣接する組織間液に分布し，輸液スペースは従来考えられているより狭い（図 4-3）．
　　　従来の説明は，輸液中の尿量変化を考慮に入れていない静的説明といえ，

　　　　　体重：70 kg とすると
　　　細胞外液量：体重の 20％なので，70×0.2＝14 L
　　　輸液の分布：総量 14 L の細胞外液の存在する血管内（3.5 L）と組織間質（10.5 L）に均等に分布する

と仮定している．たとえば，1.2 L 静脈内投与すると，0.3 L は静脈内にとどまり，0.9 L が組織間質に移行すると計算されている．

第 4 章　細胞外液を輸液すると？

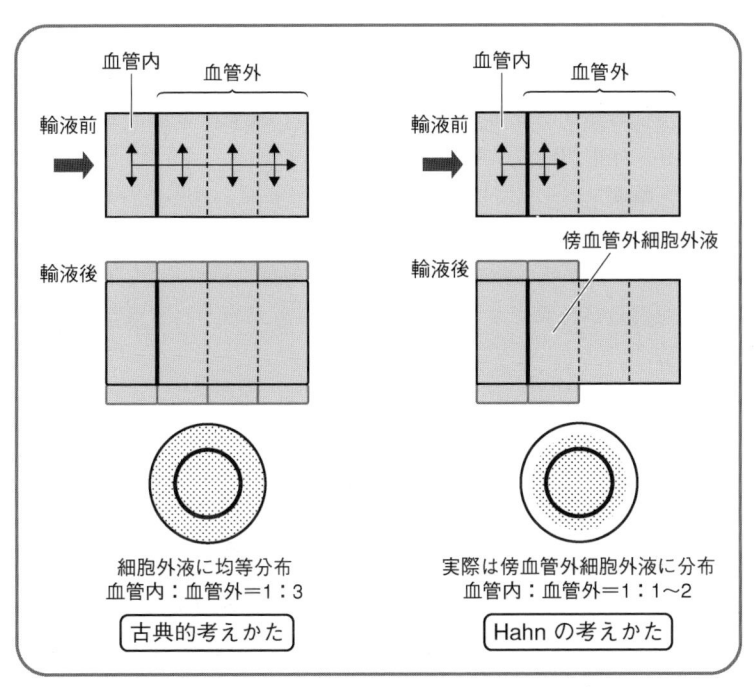

図4-3 輸液された酢酸リンゲル液の血管内・外への分布比

しかし現実は，輸液中に尿量が増加するので，投与量がすべて体内に残留するわけではない．また，血管外の細胞外液に均等に分布するわけではなく，血管内と血管に隣接する組織間質に分布する．実際に分布する分画を輸液スペースと名づけ，血管に隣接する組織間質を傍血管細胞外液とすると，輸液スペース＝血漿＋血管外細胞外液全体ではなく，以下のようになる．

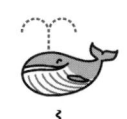

> 輸液スペース＝血漿＋傍血管細胞外液

輸液スペースとは，細胞外液を輸液したときに，実際に液が分布する場所を表している．この液分布は，輸液する細胞外液の速さ・総投与量によって異なる．つまり，輸液スペースとは，境界を引ける場所ではなく，血漿と血管周辺の細胞間質からなる概念的な量であり，輸

B. 細胞外液の輸液：細胞間質にも行く

液後に，組成が血漿と同じである細胞外液の全体量（血漿＋血管外細胞外液）を意味している（図4-3）．もし，輸液が組織間質全体に均等に分布するなら，輸液スペースは，血漿＋全血管外細胞外液となり，体重70 kgならば14 Lとなる．

輸液スペースでは，投与した液が実際にいきわたり体積が増える．Hbは血管内のみにとどまるので，その濃度変化で血液量の変化（割合）がわかる．輸液前の血液量の絶対量がわかっていれば，輸液後の血液量が計算できる．ヘマトクリットがわかれば血漿量が計算できる．

> 輸液スペース＝元々の血漿量＋血管内細胞外液（血漿）増量分＋
> 　　　　　　　血管外細胞外液増量分
> 　　　　　　＝元々の血漿量＋輸液量－尿量

> 血管内細胞外液(血漿)増量分＋血管外細胞外液増量分＝輸液量－尿量

したがって，血漿増量分の絶対値がわかれば，血管外細胞外液増量分が計算できる．Hahnが健常者に酢酸リンゲル液を静脈内投与して測定したところ，酢酸リンゲル液は全細胞外液の50〜70％に分布する計算となった．静脈内投与するということは，血漿と混ざるわけなので25％は血漿内に分布することになる［細胞外液（血管内）：細胞外液（血管外）＝1：3なので，血漿は細胞外液全体の25％］．輸液が細胞外液全体の50％に分布したとすると，25％が血管内，残りの25％が血管外ということになり，血管内分布と血管外分布の比は1：1となる．輸液が細胞外液全体の70％に分布したとすると，25％が血管内で45％が血管外となるので，血管内分布と血管外分布の比は約1：1.8となる．

まとめると，健常者に酢酸リンゲル液を投与すると，1：1〜2ぐらいの割合で分布する．これは，従来いわれている血漿増量分と血管外細胞外液増量分の比，1：3より小さい（図4-3）．

ただし，この結果は健常者に酢酸リンゲル液を投与した場合である．本来輸液を必要とする脱水・出血・手術患者については，血管内に分布する割合が健常者に比し多くなる(後述)．つまり，輸液スペースの大きさは，健常者と術後患者で異なり，セプシス患者でも健常者と異なる．

ただ，正常組織では血管内と血管外に存在する細胞外液量の比は1:3なので，外から輸液した場合でも1:3で分配されるという従来の理論はわかりやすい．かつ，総投与量を計算する目安としての過去50年の歴史があるので，実際上これを用いて計算し，実際に輸液を開始したら，反応をみて調節するのが現実であろう．

C．健常者に細胞外液を輸液すると

　実際には，健常者に輸液をする必要はないが，「細胞外液の輸液をしたとする」との仮定の話である．輸液中は尿量の変化があり，血管内から血管外への移行もあるので，血管に残留する液量を考えるには，時間的変化を知る必要があるが，この輸液された細胞外液補充液の運命については，あまり話題になっていない．しかし，いったん増えた血漿量をいかにして維持するかとの観点は，臨床上大切である．
　乳酸リンゲル液を負荷するとして，その速さと量は，たとえば，「500 mL を 30 分で」とか「1本1時間で」，というのが多い．急速輸液の目的は，乳酸リンゲル液で血液を希釈して，血管内血液量を増加させようとすることである．どの速さでどれだけ入れたら，どのくらい血漿量が増加するかは，Hahn が報告している．以下のグラフ（図 4-4）は，だいたいの概念を知るうえで有用である．％は増加させたい血漿量，縦軸は輸液速度，横軸は輸液時間である．

〈健常成人（男性，体重 50〜75 kg，平均 60 kg）の場合〉
　たとえば，25 mL/分（図 4-4 左，縦軸）で 15 分輸液（図 4-4 左，横軸）すれば，血漿量が 5％増加する．15 mL/分で 35 分輸液しても，同様に血漿量が 5％増加する．このとき，輸液総量は，それぞれ 375 mL，525 mL であり，同じ血漿量増加を得るにしても，総量が投与速度によって異なる．
　いったん得られた血漿量を維持するのに必要な輸液速度は，図 4-4 右のグラフで求まる．たとえば，上記の 25 mL/分，15 分で得られた血漿量を維持しようとすると，縦軸の輸液速度 25 mL/分で，輸液時間 15 分にあたる輸液速度（横軸）をみると，7.5 mL/分の輸液速度

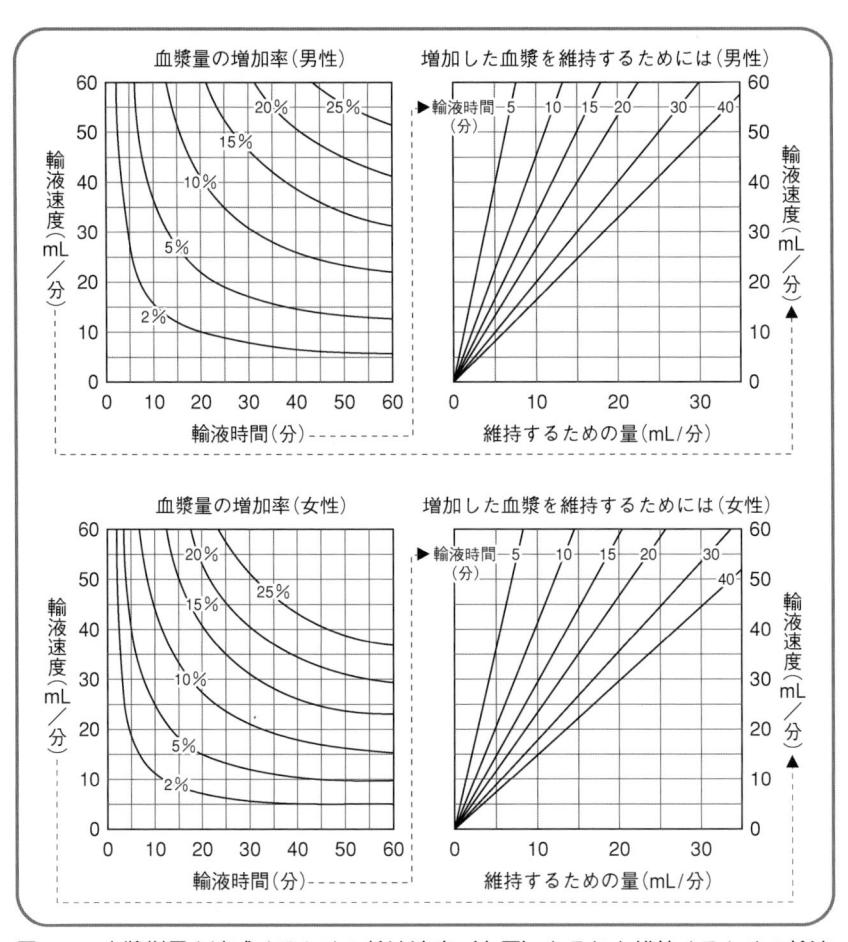

図 4-4 血漿増量を達成するための輸液速度（左図）とそれを維持するための輸液速度（右図）．上段は男性，下段は女性．

　例（男性の場合）：10％の血漿増量するには，40 mL/分，20 分間で達成され（左図），さらに 15 mL/分（左図で求めた 40 mL/分と 20 分間を右図にプロットする）で輸液すると，その血漿増量分が維持できる（右図）

〔Hahn RG, et al: Plasma dilution and the rate of infusion of Ringer's solution. Br J Anaesth **79**: 64-67, 1997 より引用改変〕

が必要となる．同様に，15 mL/分で 35 分輸液して得た血漿量（血漿量 5％の増加）を維持しようとすると，8 mL/分の輸液が必要になる．
　図 4-4 は，以下のことを示している．
「輸液の結果，増加する血漿量は時間により変化する．ある一定量を

一定時間で投与すると，増加する血漿量は予測できる．しかし，輸液が終了すると即座に低下しはじめる．増加した血漿量を維持するためには，必要な輸液速度で継続することが必要である．」

D．出血を細胞外液補充液で補うと

健常者，450 mL・900 mL 出血の患者に 25 mL/kg の酢酸リンゲル液を 30 分で輸液したときの Hb の量の変化から血漿量の増加割合を測定すると，出血が多い人のほうが希釈の割合が高かったので，輸液した酢酸リンゲル液の血管内貯留率は出血した人で多いことがわかっ

25mL/kg の酢酸リンゲル液投与後の血漿増量率：出血が多いほうが増量率が高い

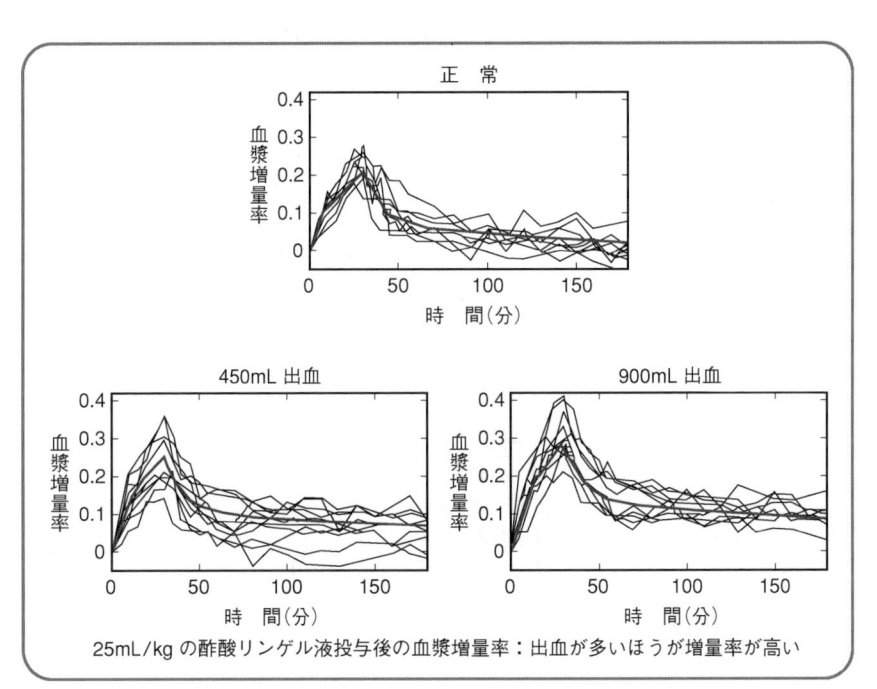

図 4-5　25 mL/kg の酢酸リンゲル液投与後の血漿増量率
血漿増量の割合は出血患者で高くなっている．450 mL 出血より 900 mL 出血のほうが残留率が高い．

[Drobin D, et al: Volume kinetics of Ringer's solution in hypovolemic volunteers. Fig. 2, Anesthesiology **90**: 81-91, 1999 より引用改変]

た（図4-5）．つまり，本来輸液を必要とする脱水・出血・手術患者については，投与した水分が血管内にとどまる割合が多くなる．輸液した細胞外液補充液が血管内にとどまる率が上がるということは，血漿量増加という点で大変合目的である．

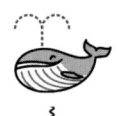

> 出血患者：酢酸リンゲル液の血管内残留率上昇

血漿量を10％増やすための輸液量は，出血量によって異なる（図4-6）．

E．術後患者に細胞外液を輸液すると

1 細胞外液輸液がたまりがちな術後患者

術後患者では，同じ量の細胞外液（乳酸リンゲル液，酢酸リンゲル液，生理食塩水）を輸液しても，健常者に比し，血漿量の増加が大である．つまり，術後は，輸液が血管内に貯留しやすい．

輸液量が同じでも輸液速度が速いと，血漿増量の最大量は多いが，持続時間が短い．これは，健常者でも術後患者でも，ともに認められる．

たとえば，大腿骨骨折術後患者に12.5 mL/kgの輸液を15分でするのと，100分でする場合の違いは何か？　図4-7をみてほしい．体重50 kgとして，625 mLを輸液することになるが，15分でした場合，血漿量は15分後に最大18％増加するが，輸液終了と同時に低下しはじめ，120分後には2％程度の増量となる．一方，100分かけて輸液した場合，100分後に最大7％増量するが，120分後でも依然として5％程度の増量が得られる．

健常者（普通線）に同量を輸液すると，15分で輸液した場合，15分後に最大18％増加し，80分後には元に戻る．100分で輸液した場合，最大5％増量し120分後では2％程度の増量となる．

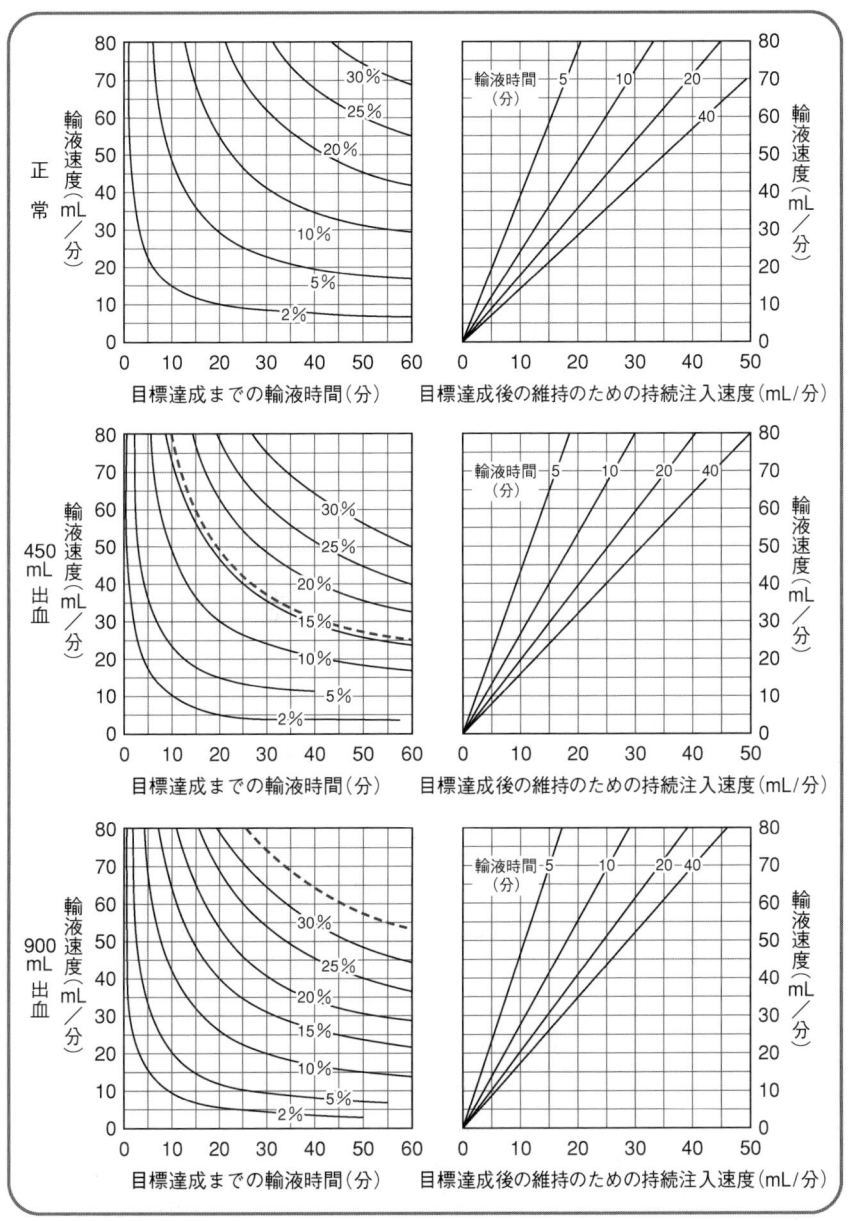

図 4-6 血漿量増量のための輸液速度と輸液時間

- 健常者の血漿量を10％増加させるには，55 mL/分で20分間 計1100 mL，引き続いて30 mL/分で持続注入（上段）
- 450 mLの瀉血をした患者の血漿量を10％増加させるには，30 mL/分で20分，計600 mL，引き続いて15 mL/分で持続注入（中段）
- 900 mLの瀉血をした患者の血漿量を10％増加させるには，25 mL/分で20分，計500 mL，引き続いて12 mL/分で持続注入（下段）

［Drobin D, et al: Volume kinetics of Ringer's solution in hypovolemic volunteers. Fig. 5, Anesthesiology **90**: 81-91, 1999 より引用改変］

E. 術後患者に細胞外液を輸液すると

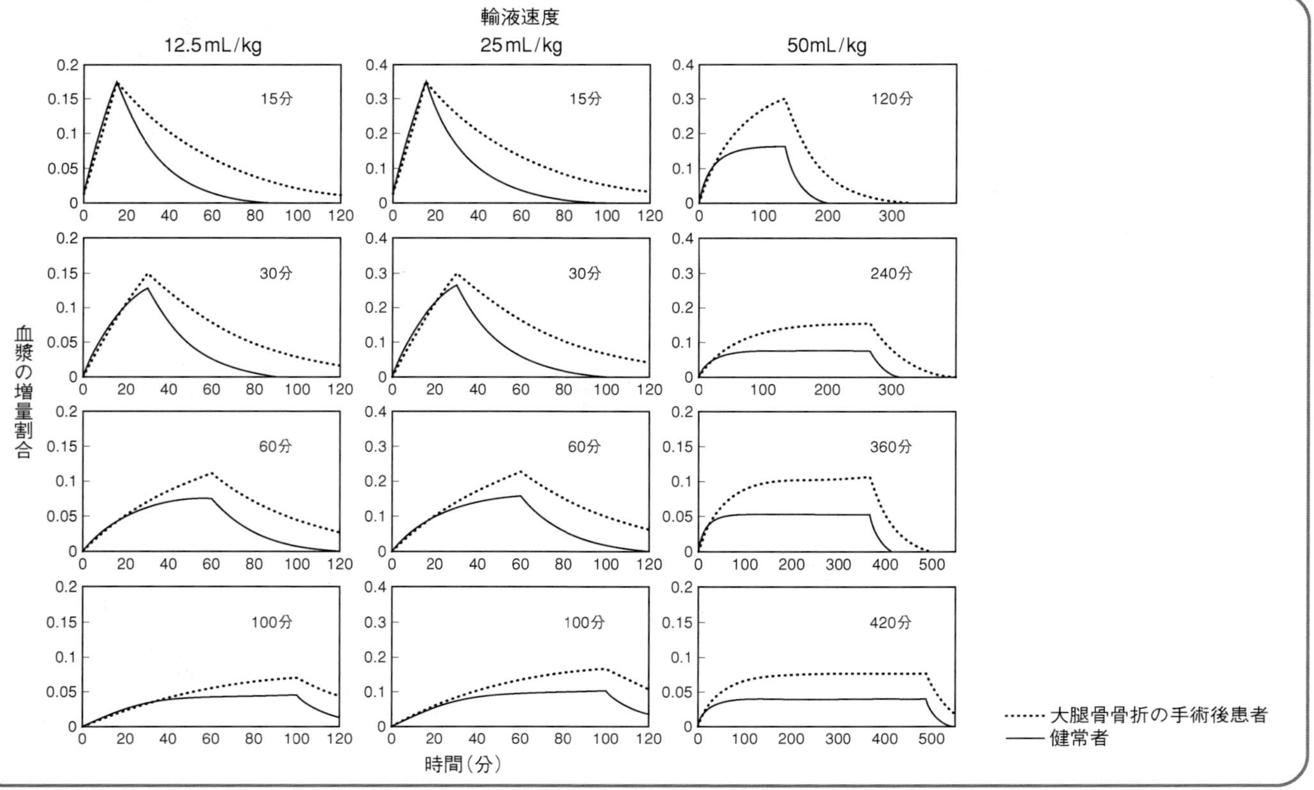

図 4-7　輸液速度と輸液時間による血漿増量率の違い（術後患者のほうが輸液が血管内にとどまりやすい）

[Sevensen C, et al: Volume kinetics of Ringer solution after surgery for hip fracture. Fig. 3, Can J Anesth **46**: 133-141, 1999 より引用改変]

------- 大腿骨骨折の手術後患者
――― 健常者

つまり，体重あたりの投与量を一定時間で輸液すると，輸液中は血漿量が増加し，輸液終了直後より増量した血漿量は低下しはじめる．ゆっくり入れると最大量の増加は少ないが，持続時間が長くなる．

> 細胞外液の輸液：術後患者では，血管内にとどまる割合が高くなる

結論として，短時間に血漿量を一過性にでも高める必要があるときは，速く投与し，時間的余裕がある場合は，時間をかけて入れるのがよい．

短時間に増加させる必要がある状況とは，血圧低下など循環動態の変化に循環血液量減少が関与している場合である．時間をかけることができる状況とは，尿量減少傾向があるが，循環動態が安定していると判断できるような場合である．

F. 血圧低下と輸液

1 血圧低下時の細胞外液の移動

a. 血圧低下：出血の場合

周術期の血圧低下といえば，まず原因として出血を考える（出血といっても内出血と体外への出血があり，内出血は直接見えないので，そういう目で見ないと発見が遅れる）．出血による血圧低下では輸液をしていなくても Hb 濃度が低下するが，これは組織間質から血管内への液の移動が発生して，血液が薄められるためである．

b. 血圧低下：硬膜外麻酔の場合

一方，硬膜外麻酔によって血圧が低下するが（これは交感神経ブ

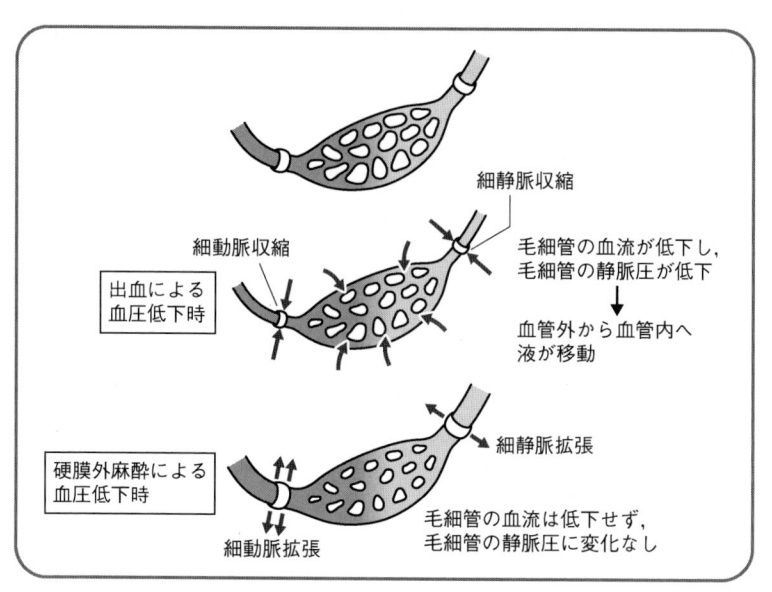

図 4-8　血圧低下時の毛細管圧（出血 vs 硬膜外麻酔）

ロックによる血管拡張による），輸液をしなかったとすると，Hb 濃度は変化しない．つまり，血液量に変化はない．これは同じ血圧低下でも，出血による血圧低下の場合と異なっている．

　この差は何か？
　出血の場合，交感神経が緊張し，動脈側・静脈側の血管括約筋が収縮し，毛細血管内の血液量が減少して毛細血管内圧が低下している．同じ低血圧でも硬膜外麻酔では，交感神経がブロックされた結果，動脈側・静脈側の血管括約筋が収縮していないため，毛細血管内の血液量はむしろ増加しており，出血時に比し毛細血管内圧の低下は小さい．出血の場合，Starling の法則に従い，血管内圧の低下により組織間質の血管外細胞外液が血管内へ移動する．その結果，血液は自己の細胞外液によって希釈される（図 4-8）．

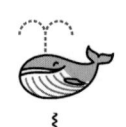

> 出血による血圧低下：組織間質から血管内に液移動

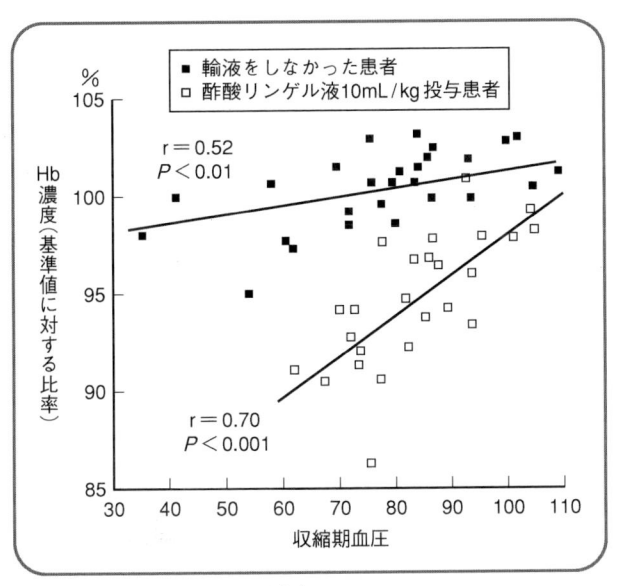

図 4-9　収縮期血圧と Hb 濃度
　同じ量を輸液しても，血圧低下が大きい患者で Hb 濃度の希釈が大きい．これは，血管内への液貯留が多いことを示している．
［Hahn RG: Haemoglobin dilution from epidural-induced hypotension with and without fluid loading. Fig. 2, Acta Anaesthesiol Scand **36**: 241–244, 1992 より引用改変］

c．交感神経ブロックと輸液

　Hb 濃度の変化と血漿量の変化の関係を利用して，Hahn が，硬膜外麻酔を受けた人の血液量の変化を計測した．結論からいうと，酢酸リンゲル液を輸液した患者では，血圧低下が低い患者ほど血液量の増加が多かった．逆に，血圧低下が軽度な患者では血液量の増加が少なかった．血圧低下の程度と血液量の増加の程度には，正の相関が認められた．これは，硬膜外麻酔で血圧低下した際には，酢酸リンゲル液輸液が血管内にとどまる割合が多いことを示している（図4-9）．硬膜外麻酔では，血圧が低下していると外から加えた乳酸リンゲル液が血管内にとどまりやすいということであり，組織間質から血管内への液の流入が多くなるということはないようである．

第 5 章

脱水をさがせ

A．脱水とは

　脱水とは，体内の水分量が減少した状態である．体内水分は，細胞内と細胞外に存在する．そこで脱水では，①細胞内液の減少，②細胞外液の減少，③細胞内液・細胞外液の両者の減少，のいずれかが存在することになる（図5-1）．細胞外液は，血管内細胞外液と血管外細胞外液からなっている．

　脱水状態なら，輸液や経口摂取により水分を補給しなければならない．輸液を行うとすると，どのような組成の液を，どれくらいの早さで，総量どれだけ投与するかを決める必要がでてくる．脱水があると維持量以外に，脱水の欠乏量を追加して輸液量の増量を行う．

　そこで，まず脱水があるかどうかを常に念頭に置いて患者を診る習慣をつけたい．つまり，輸液計画のなかで，維持量より輸液量を多くする必要がないかをさがす気持ちで診察する．経口摂取のある場合，その人が摂食・飲水量を決め自己調節しているが，輸液中は，医療者が内容と量を決めるのであるから，患者の状態を毎日把握しなければ，必要量を処方できない．看護師は実際の処方はしないが，医師に意見は言えるであろう．経口摂取なら予定量を摂取していないかもしれない．早期に察知して，もし脱水状態であれば，輸液を追加することになる．というのは，周術期において，毎日患者を診察せずに，あらかじめ処方しておいた輸液計画が漫然と続けられると，次のような患者がでてくるのである．

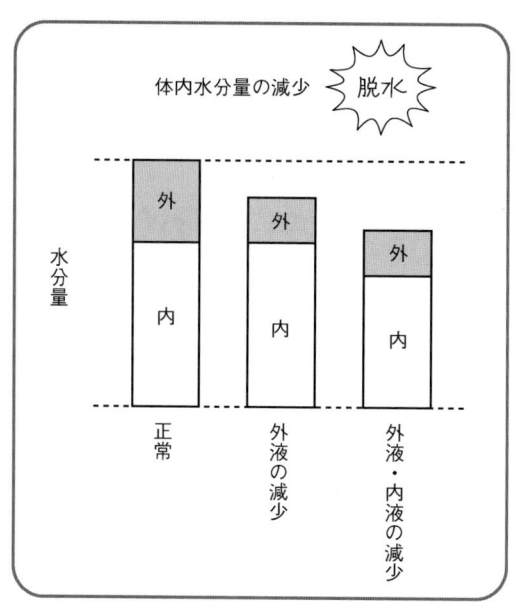

図 5-1 細胞内液と細胞外液のいずれか，または両者の減少

診察を怠ると…

　　　　75歳の高齢者で，大腸がんに対し右半結腸摘出術を行った．麻酔も手術もうまくいって，回復室で連日同じメニューの輸液を受けていた．しかし，手術1週間後から，つじつまの合わないことを言いだして，目的もなくふらつきながら徘徊するようになった．高齢者によくある術後せん妄でICU症候群なので，早く一般病室にだす方針となった．
　　　　ところが，前日だした検査結果をみると，K 6.0でBUN 45と上昇している．慌てて看護記録をみると，尿量800 mL/日，尿比重1.030で，38度の発熱があり，飲水をほとんどしていなかったことが判明した．結果として，輸液量不足で脱水状態に陥ってしまったのである．
　　　　主治医は学会出張で，申し送られた医師は，手術は成功しなんら問題のない患者と思い込んでいたため，診察と検査結果のチェックをしていなかった．その後，厳重な診察と輸液計画を毎日立てることにより，脱水の治療を行い，ことなきを得た．
　　　　こんなことがあっていいのか？と人は思う．

B. 脱水の原因

脱水には，以下の3つの原因が考えられる．
① 水の喪失
② 水の摂取不足
③ 体内からの水の喪失と水の摂取不足の両者

C. 脱水のさがしかた

1 理学的所見をとる

脱水の原因となる状況が存在するときは，脱水をさがすように診察する（図5-2）．特に輸液中の患者では，輸液量の不足がないかを念頭に置いて理学的所見をとる（図5-3）．逆に輸液量が多く，水分貯留が発生していないかにも気を配る．

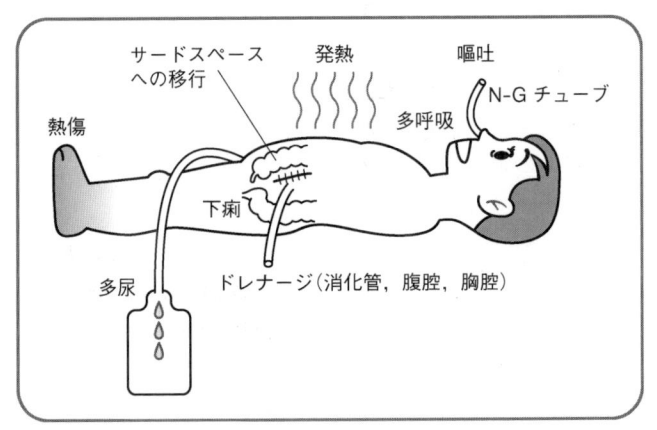

図 5-2　水の喪失

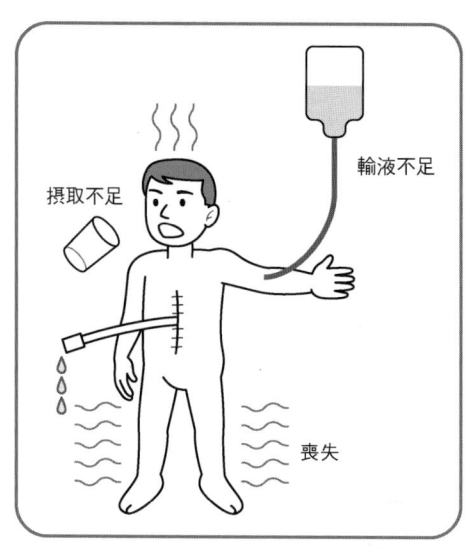

図 5-3 水の摂取不足

　症状は，①細胞内液の減少による症状（細胞内脱水），②細胞外液の減少による症状，に分けるとわかりやすい．細胞外液の減少による症状では，血管内細胞外液（血漿）と，血管外細胞外液（組織間液）のそれぞれの減少による症状をさがす．

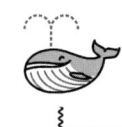

> 細胞外液量の評価を念頭に置いて，理学的所見をとる

　細胞外液の全体量が減少しているときは，血管内細胞外液と血管外細胞外液の両者が減少していることが多い．

```
           ┌─ 細胞内液減少のサイン ………… 神経症状
脱水 ──────┤
           │                         ┌─ 血管内細胞外液（血漿）の減少 …… 循環系の症状
           └─ 細胞外液減少のサイン ──┤
                                     └─ 血管外細胞外液（組織間液）の減少 …… 粘膜・皮膚症状
```

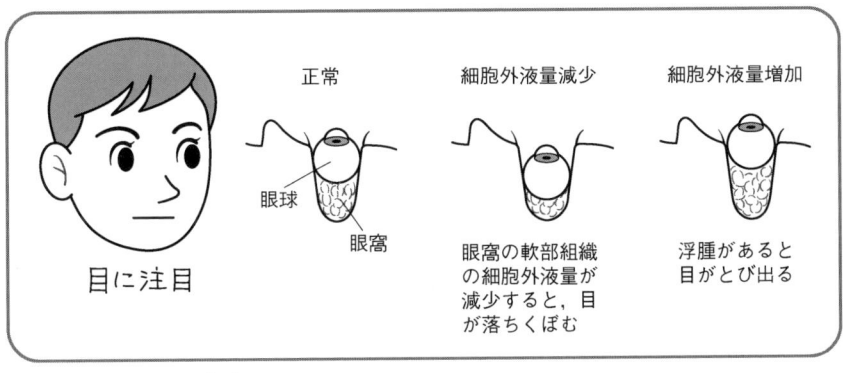

図 5-4　どこをみるか？

a.　血管内細胞外液（血漿）の減少［ハイポボレミアの症状］

　　　血管内細胞外液の減少とは，血漿量の減少のことである．血漿量の減少は，循環血液量の減少を意味している．
　　① 血圧低下（第 7 章 C 参照）
　　② 頻脈
　　③ 頸部静脈の虚脱
　　④ 表在血管の虚脱
　　⑤ 尿量減少（第 8 章参照）
　　⑥ BUN とクレアチニンの解離（第 8 章 C 参照）

b.　血管外細胞外液（組織間液）の減少

　　① 目の落ちくぼみ（図 5-4）
　　② 舌の乾燥
　　③ 舌の深いたてジワ（図 5-7）
　　④ 鼻腔・口腔粘膜の乾燥
　　⑤ 唾液の減少
　　⑥ turgor の低下（図 5-5）

c.　神経症状

　　① 不明瞭な発語
　　② 混乱
　　③ 筋力低下

C.　脱水のさがしかた

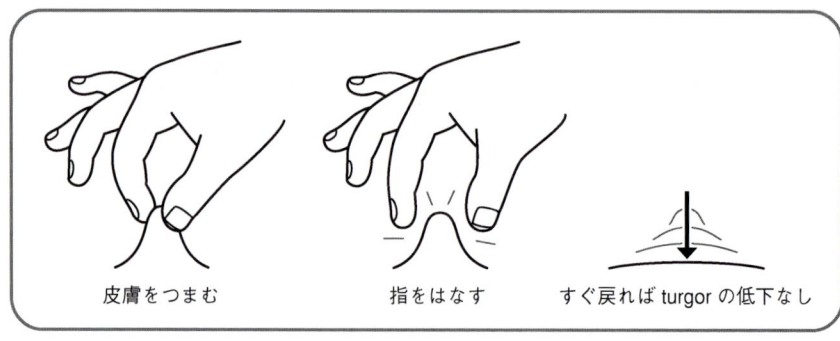

図 5-5 turgor の診かた

● 2 診察各論

a. turgor（皮膚の緊張感）の診かた ─────────────

　① 親指と人差し指で皮膚（前腕・前頭・胸骨の皮膚）をつまむ
　② 指を離す
　③ つままれていた皮膚が速やかに元に戻らないとき，turgor が低下していると判断する
　④ turgor が低下していない場合，皮膚はすぐに元に戻る
　⑤ 高齢者では皮膚が萎縮しており，turgor は正常でも低下している
　⑥ 最近体重が減少した人も turgor が低下している．体重減少により体の体積が減少するので，皮膚にゆるみが発生し turgor が低下することになる．

　➡ 具体的には，胸骨上の皮膚をつまんで離したとき，すぐ元に戻れば明らかな脱水はないと考える．

b. 皮膚の乾燥は腋窩を触知 ─────────────

　70歳以上の高齢者では，腋窩が湿潤しているとき，80％の確率で脱水でない可能性が高い（図 5-6）．
　腋窩が乾燥しているとき，脱水の可能性は 50％程度．

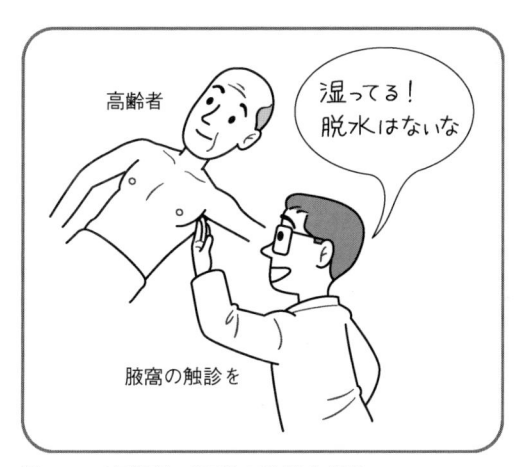

図 5-6　高齢者：腋窩の触診を行う

➡すなわち，腋窩が乾燥していても脱水でないことも多いが，腋窩が乾燥しておらず湿潤していれば，8割の確率で脱水はないといえる．

c. **口腔の観察**

① 舌の乾燥
② 口腔粘膜の乾燥
③ 舌の深いたてジワ（図 5-7）
④ 唾液の減少

　舌や口腔粘膜の乾燥は，脱水でなくても口で呼吸している高齢者で認められる．舌の乾燥が脱水を検知する感度は59％，特異度は73％．口腔・鼻腔粘膜の乾燥が脱水を感知する感度は85％，特異度58％．

　舌の深いたてジワは何を意味するか？　シワができるということは，ハリがなくなるということである．内容物が減少するとハリがなくなる．舌は筋細胞と細胞間質できているが，舌の細胞間質の水分（細胞外液）が減少すると，舌の容積が低下しシワが出現する．つまり，舌の深いシワ（通常線維の走行の関係で縦に出現する）は舌の体積の減少を示し，この体積の減少は水分量の減少を示すことになる．体全体の水分量減少を，舌の水分量減少で推定するわけである．舌の水分量変動が，全身水分量の変動と連動しているからである．

C. 脱水のさがしかた

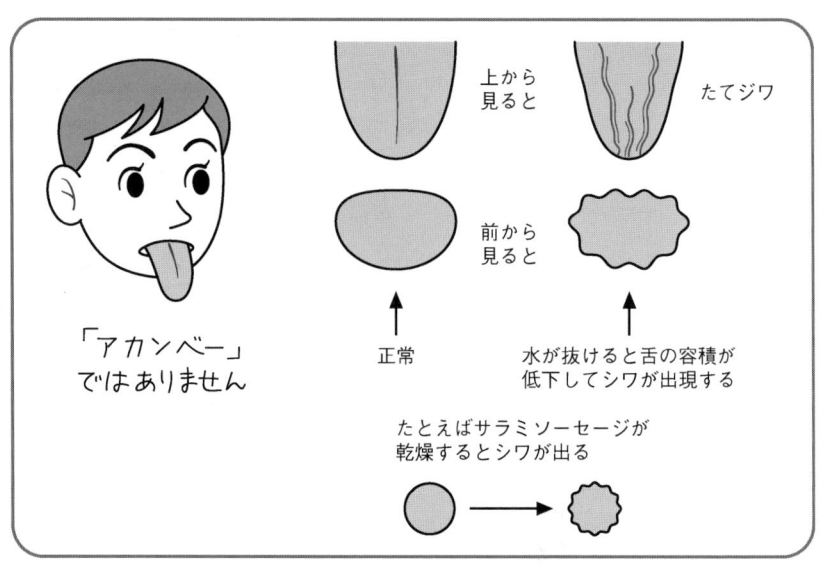

図 5-7　水が抜けると体積が減少してシワが出現する

小児の脱水症状と高齢者の脱水症状

〈小　児〉
　口渇，turgor の低下，皮膚の血流低下（capillary refill の遅延，蒼白）．turgor の低下は，重要な所見である（小児は高齢者と違って瑞々しい．干からびていない）．

〈高齢者〉
　高齢者では，小児にみられる脱水症状が存在しても，実際は脱水でない場合が多い．つまり，口渇，turgor の低下，皮膚の血流低下（capillary refill の遅延，蒼白）などの症状は，脱水でなくても発生する．

D．水不足？　塩不足？　どちらも不足？

　脱水とは，体内水分量が減少した状態である．体内水分（体液）は塩を含むので，水が喪失する場合，必ず塩（Na）の喪失を伴う．例

外は，皮膚や気道からの不感蒸泄による水分の喪失である．

　水と塩の喪失割合によって，症状を考えるとよい．周術期では，手術前の絶飲・絶食から始まり，輸液管理に入るため，健常時に比べ水バランスが崩れやすい状況にある．輸液不足，腸運動の低下，胃管からの胃液排出，嘔吐などにより，脱水状態に陥る．また出血によっても，体内から水分が喪失する．

　水とNaのそれぞれの喪失程度により，体液浸透圧が決まる．

　Na・水の喪失状態から，Na欠乏型脱水，水欠乏型脱水に分けると，症状の理解がしやすい（図5-8，表5-1）．Naが欠乏している型（②，③，④）は，Na・水が種々の割合で減少しており，Na欠乏型脱水として一括する．Na欠乏型脱水では，「**細胞外液量減少の症状**」が前面にでる．体液より高張の液を喪失することは少なく，低張〜等張液（0〜150 mEq/LのNa濃度の範囲）で失うことが多い．

　一方，水のみが減少している型（Na喪失がない）を水欠乏型脱水とする．水欠乏型脱水では，「**浸透圧上昇の症状**」が前面にでる．水欠乏型は，Na喪失が少ない脱水といえる．

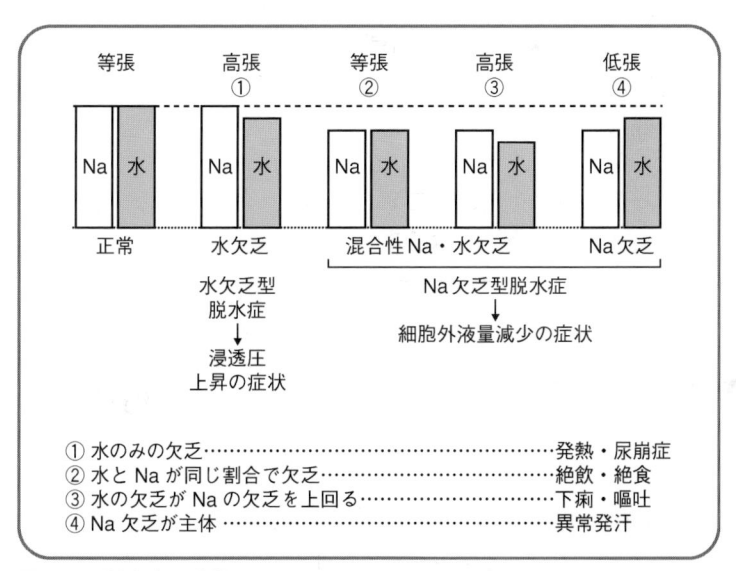

図5-8　脱水症の分類

① 水のみの欠乏 …………………………………… 発熱・尿崩症
② 水とNaが同じ割合で欠乏 …………………… 絶飲・絶食
③ 水の欠乏がNaの欠乏を上回る ……………… 下痢・嘔吐
④ Na欠乏が主体 ………………………………… 異常発汗

表 5-1　Na 喪失がある脱水と，Na 喪失があまりない脱水の特徴と症状

病　態	Na 欠乏型脱水 （下痢・嘔吐・発汗）	水欠乏型脱水 （発熱・絶飲）	症　状
体液浸透圧上昇		○	口渇・尿量減少・血漿 Na 上昇
循環血漿量減少	○		血圧低下・脈拍数増加・BUN 上昇・血液濃縮・立ちくらみ・倦怠感
組織間液量減少	○		皮膚乾燥・目のくぼみ・turgor 低下・舌容積減少
細胞内液量減少		○	精神症状

症状からみると… ↓

症　状	Na 欠乏型脱水	水欠乏型脱水
口渇		○
尿量減少		○
血圧低下	○	
脈拍数増加	○	
血漿 BUN 上昇	○	
血漿 Na 上昇		○
尿中 Na 低下	○	
血液濃縮（赤血球数，Ht, Hb, 血漿蛋白）	○	
倦怠感	○	
立ちくらみ	○	
意識レベルの低下	○	
精神症状（錯乱・興奮）		○

　列挙した症状は両者でともに存在する．この表では，当該症状・病態が強く現れるほうに○をつけた．
　細胞外液量（血管外）・細胞外液量（血管内）減少による症状が前面にでるか，血漿浸透圧上昇による症状が前面にでるかの違いである．
　尿量減少は両者共通であるが，ADH が多量に出るので水欠乏型で強い（第 7 章 C 参照）．

a. Na 欠乏型脱水の特徴

　Na 不足は，細胞外液量の減少を伴う．細胞外液量の減少は，血管

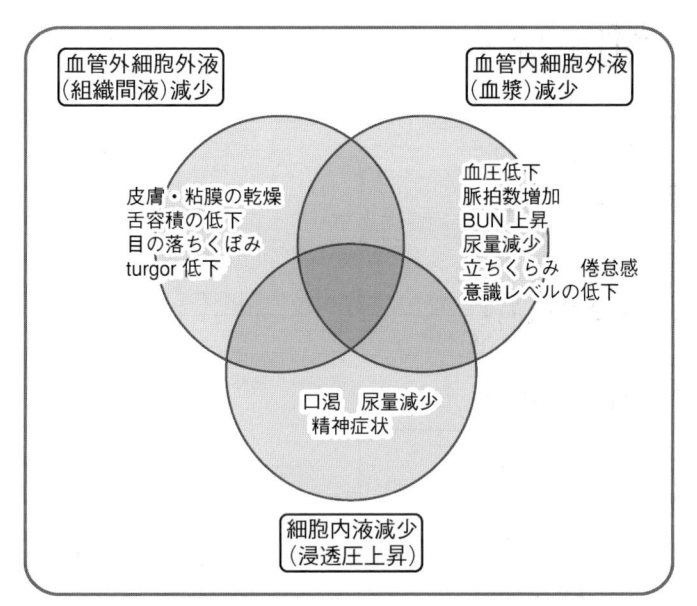

図 5-9 脱水症状の分類

血管外細胞外液（組織間液）減少
- 皮膚・粘膜の乾燥
- 舌容積の低下
- 目の落ちくぼみ
- turgor 低下

血管内細胞外液（血漿）減少
- 血圧低下
- 脈拍数増加
- BUN 上昇
- 尿量減少
- 立ちくらみ　倦怠感
- 意識レベルの低下

細胞内液減少（浸透圧上昇）
- 口渇　尿量減少
- 精神症状

内細胞外液（血漿）減少，血管外細胞外液（組織間液）減少，または，その両者の減少からなる（図 5-9）．いずれかの症状をさがし細胞外液量の減少と判断したら，脱水ありと判断し輸液量を増量することになる．細胞外液量減少を放置した結果，血管内細胞外液（血漿）量が減少し，最終的に発生する症状は末梢循環不全（ショック）である．血管内細胞外液量（血漿量）減少に対して選択する輸液剤は，いわゆる細胞外液補充液（乳酸リンゲル液，酢酸リンゲル液，生理食塩水）である．脱水をさがしつつ，細胞外液補充液輸液を行うのか，細胞外液補充液以外でよいのかを決める．少なくとも，血圧低下・頻脈・乏尿があり，明らかに循環血漿量が減少しているときは細胞外液補充液を使用し，早急に循環血液量の回復を図る．細胞外液減少があるが循環系の症状が強くないときは，維持液と細胞外液補充液の中間の Na 濃度をもつ輸液を使用して，時間的余裕をもって補正する．

b. 水欠乏型脱水の特徴

浸透圧が正常より低いとき低張といい，高いとき高張という．水欠乏型脱水では，まず細胞外液が高張となる．細胞外液が高張になる

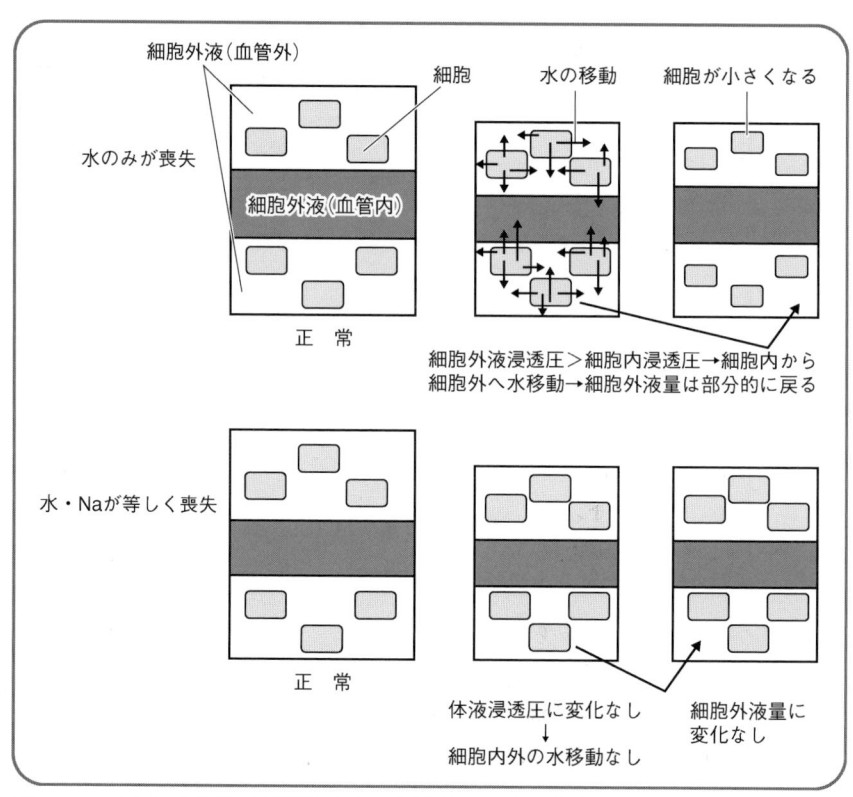

図 5-10　水のみの喪失では細胞内から細胞外への水の移動が起こる

と，細胞内から細胞外へ水の内部供給があるため，いったん減少した細胞外液量は少し戻る．つまり，細胞外液量の減少は比較的少ない（図 5-10）．

水欠乏型脱水では浸透圧上昇の症状が最初にでて，次いで細胞内から細胞外への水の補充ができなくなったときに，細胞外液量減少の症状がでる（図 5-9）．

Na 欠乏型脱水症のうち，水欠乏が Na 欠乏を上回る型（図 5-8 の③）では，高張であるので浸透圧上昇の症状も存在するが，すでに細胞外液量が減少しているので細胞外液量減少の症状が前面にでる．この「前面にでる」という表現はやや曖昧であるが，細胞外液量減少の症状のうち細胞外血管内液の減少（血漿量減少）症状は，血圧低下・心拍出量低下などのように重篤感があり発見されやすく，さがしやす

いという意味である．

水欠乏型脱水においては，欠乏量を補う輸液剤として，Na を含まない輸液剤（ブドウ糖）を選択する．

c. 脱水の原因と Na・水バランス

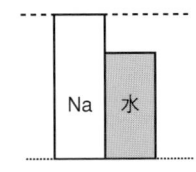

発熱・尿崩症：水不足

水のみの欠乏は，発熱，尿崩症で発生する．発熱時は不感蒸泄が増加し，水分のみが喪失する．尿崩症は，抗利尿ホルモン（ADH）の産生が低下するため発生する．水のみが喪失するため，Na 濃度が上昇し高張となる．体内から水のみが喪失すると，体液の浸透圧が上昇する．

① 細胞外液から水のみが喪失すると，細胞外液の浸透圧モル濃度が上昇する
② 浸透現象（osmosis）によって細胞内から細胞外へ水が移動する
③ 細胞内・外の浸透圧モル濃度が等しくなった時点で水の移動は止まる
④ 水喪失前の浸透圧より高値となる

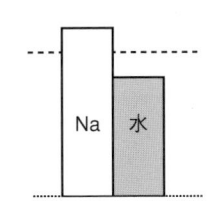

海水を飲む：水不足

海水は塩辛い．Na を多く含む．海で漂流したとき，のどが渇いても海水は絶対に飲んではいけない．

① 海水の Na が吸収され，細胞外液の浸透圧が上昇する
② 浸透現象（osmosis）によって細胞内から細胞外へ水が移動する
③ 細胞外液量が増加する
④ 細胞外液を構成する血管内細胞外液と血管外細胞外液の両者が増加する
⑤ 血管内液（血漿量）が増加し，尿量が増加する

⑥ 増加した尿量分の脱水が発生する
⑦ 水の補給がないと循環血漿量が減少することになり、ショック状態となる．

　食塩のみの摂取は細胞内から水を引き出し，最終的に体外に水が排出される結果となる．塩辛いものを食べた後は，のどが渇くし尿量も増えることは皆さん経験があると思う．

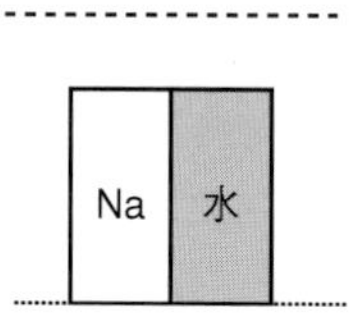

|絶飲・絶食|：どちらも不足

　絶飲・絶食は，水とNaの両者の供給がない状態である．排泄は水・Na同程度に並行して継続するので，Naの濃度変化はなく，体液は等張のままである．

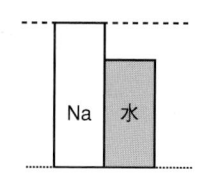

|飲水のみ なし|

　水とかお茶などの水分を摂取しなかったとすると，Naの欠乏は起こらずに水の欠乏のみが発生し，体液は高張となる．

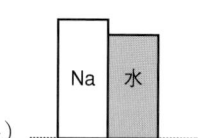

|発汗多量|：Na不足（実はどちらも不足）

　夏の過激な運動時，幼児が夏の暑い日にエンジンを切った車のなかに放置されてしまったときにNa欠乏が発生することが強調され，Naのみの欠乏と表現されることがあるが，実は水も減少している．汗にはNaが含まれているので（汗のNaCl濃度は0.05〜0.5％），Naが喪失するが，同時に水も喪失している．Naが放出されるときには必ず水を伴って喪失する（Naは水に溶けているので）．純粋なNa喪

失—つまり Na のみが喪失し水はまったく欠乏しない状態—は，現実的にあり得ない．何もしなければ体液浸透圧は高張となる．細胞外液が高張となるので，細胞内から細胞外に水が移行する．

一方，発汗時に水だけ飲んでいると低 Na 血症が発生する（食塩と水が喪失しているのに，水のみ補ったら食塩の濃度は低下する）．発汗では，食塩の入った水分を摂るのがよい．つまり，運動中の発汗に対しては，スポーツドリンクのような Na の入った水分を補給する（その Na 含有量は十分ではないが，ウーロン茶よりはよい）．

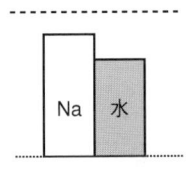

| 下痢 |：どちらも不足

下痢は腸内容の喪失である．下痢を起こすと便量が増加する．正常では便による水分排出は 100〜300 g/日である．下痢の量を測るのは困難なので，体重の減少量を水分喪失量と考える．腸液は K, Mg 濃度が高くアルカリ性である．Na・水の両者が喪失するが，水の喪失のほうが多い．体液は高張となる．

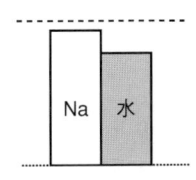

| 嘔吐 |：どちらも不足

嘔吐は胃液の喪失である．胃液は 2500 mL/日，産生されている．胃液の Na 濃度は血漿より低い．嘔吐では，Na・水の両者が喪失するが，水喪失の割合が高い．体液は高張となる．

下痢・嘔吐・普通の発汗では，Na・水の喪失割合が以下の 3 通り考えられるが，

①水喪失＞Na 喪失
②水喪失＝Na 喪失
③水喪失＜Na 喪失

通常は，水喪失＞Na 喪失である．水喪失＜Na 喪失は，細胞外液を濃縮して放出しなければならないので発生しにくい．

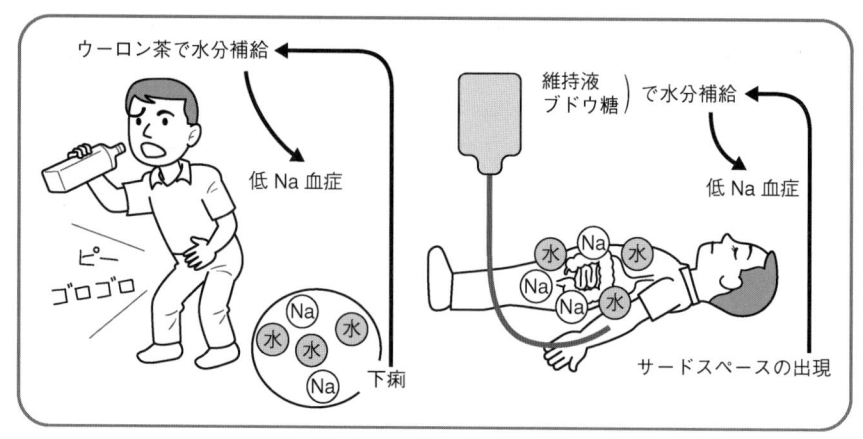

図 5-11　どちらも十分 Na の入った液を使いましょう

　実際，患者を診ていると，嘔吐や下痢でも低 Na 血症であることが多い．これは，多くの場合，Na の喪失があるのにもかかわらず，Na 濃度の低い輸液剤で治療した結果である．つまり，喪失分に見合った Na を投与できていないということである．治療には，細胞外液に近い組成の液を使用するのがよい．下痢や嘔吐した際に水やお茶のみで水分補給すると Na が補給されないので，血漿 Na 濃度は低い値を示す（図 5-11）．

第 6 章

水たまりの出現：
サードスペース

A. サードスペースとは

　体液は，細胞内液と細胞外液のいずれかに属していて，両者間で水が出入りしている．細胞内液，細胞外液をそれぞれ1区画と考えると，正常では2区画のいずれかに水が存在することになるが，外科手術時には新たに3番目の区画が出現する．3番目の区画という意味で，サードスペースとよぶ（図6-1）．

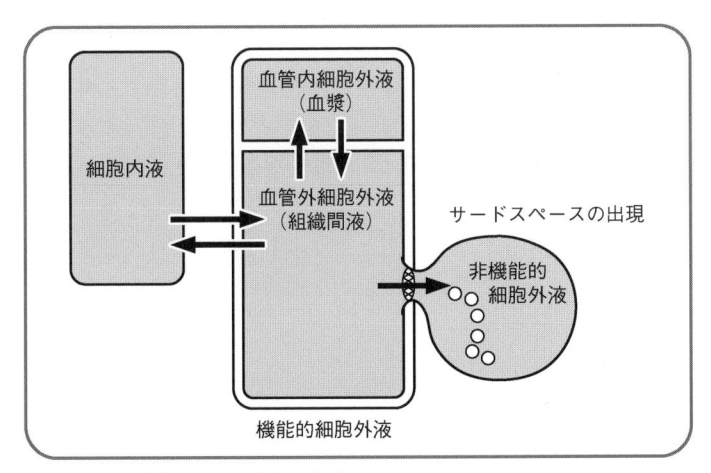

図 6-1 非機能的細胞外液の出現

1　機能的細胞外液と非機能的細胞外液

　　正常では，細胞外液は血管内か血管外にあり，状況に応じて，血管内外を常に出入りしている．たとえば，出血（出血は血管内細胞外液の減少を伴う）があれば，血管外細胞外液から血管内に細胞外液が移動し，出血で喪失した血管内の細胞外液量を補う．また，利尿剤により尿量が増加し，循環血液量が減少しかけたら，血管外細胞外液が血管内に移動し，尿量として失われた血漿を補う．つまり，正常では，細胞外液が必要に応じて血管内外を出入りし循環血液量をある程度調節している．いわば，血管外の細胞外液は，出血などの有事に利用できる貯蔵庫的役割をもっている．この，いつでも動員できて，血管内外を自由に出入りしている細胞外液を，血漿も含めて「機能的細胞外液」と名づけている．正常では，ほとんどすべての細胞外液が機能的細胞外液である．そこで一般に，細胞外液といえば機能的細胞外液を意味するが，正確を期そうとすると，「機能的」という単語をつけて「機能的細胞外液」と表現している（図6-1）．

　　ところが，手術や外傷，熱傷では，血管内や細胞内に移動できず停滞している細胞外液が出現する．つまり，いったん取り込まれたら，なかなか出て来れない場所ができてしまうのである．正常ではこのような場所はないのであるが，手術操作（圧迫，牽引，擦過，伸展，もみもみ，など）により水を保持しやすい性質になってしまう場所が新しく出現する．このような場所をサードスペースとよび，サードスペースに存在する細胞外液を「非機能的細胞外液」と名づけている．機能的細胞外液の中からサードスペースに水が移行するには，正常の細胞外血管外組織を自由に水が移動するのに比べ時間がかかり，かつ前述のように，いったんサードスペースに入ると，その水は24〜72時間以上出て来れない．水たまりのように溜まってしまって，役にたたない水となるので，非機能的な細胞外液というのである．

B. サードスペースの発見

1960年ごろ，Shiresという人がサードスペースの存在を提唱した．Shiresは，手術前と手術開始2時間後に血漿量と細胞外液量を希釈法により測定し，出血量と尿量を測定した．測定期間中（2時間）輸液は行わなかった（現在なら，輸液をしないというプロトコールは，倫理上認められないであろう）．手術開始後の細胞外液量は，術前の細胞外液量から出血による喪失と，尿や不感蒸泄による喪失量を差し引いた値となるはずであった．

> 式(1)
> 術前細胞外液量－血漿減少量（出血量）－尿量＝術後細胞外液量

〈Xさんの場合〉
   体重60 kg　　　胆嚢摘出術
   術前細胞外液量　11278 mL
       出血量　－473 mL（40年前の手術であるので出血量は多い）
       尿量　－100 mL
           （論文中には数値の記載はないが2時間分のおおよその尿量）
       計　10705 mL
   術後細胞外液量　8109 mL（予測より2596 mL低い）

となり，手術開始2時間後の細胞外液量は10705 mL付近であると考えられたが，実際の測定値は8109 mLであり，予測値より2596 mL低かった．測定された細胞外液量は機能的細胞外液なので，機能的細胞外液量が減少していることを示している．機能的細胞外液は血管内外を行き来できる細胞外液であり，測定に用いているSO_4^{2-}が速やかに行き渡る区画である（機能しているので，その区画の液にSO_4^{2-}が入って行ける．機能していないと，その区画の液にはSO_4^{2-}が入って行けない）．

Shiresは，本来の機能的細胞外液が周囲との交通の少ない分画に移行・停滞して，機能的細胞外液としての役割をもつ液量が減少していると推察した．つまり，機能的細胞外液の減少は，①術野への出血・漏出，尿，不感蒸泄などの体外への液の喪失，に加えて，②周囲との交通のない新しい体内分画への水の移動・再配分，の両者があり，後者②は細胞内液・細胞外液に加えて新たに出現した3番目の区画という意味でサードスペースとよんでいる．よって，式(1)は下記のようになる．

> 術前細胞外液量－血漿減少量（出血量）－尿量－(　)＝術後細胞外液量
> 　　　　　　　　　　　　　　　　　　　　　サードスペースへの移行量

〈Yさんの場合〉
　　体重60 kg　　　胆嚢摘出術
　　術前細胞外液量　11315 mL
　　　　　出血量　－340 mL（40年前の手術であるので出血量は多い）
　　　　　尿量　　－100 mL
　　　　　　　　　（論文中には数値の記載はないが2時間分のおおよその尿量）
　　　　　計　　　10875 mL
　　術後細胞外液量　10530 mL（予測値とほぼ等しい）

　前述のXさんの場合，術後細胞外液量は予測より約2600 mL低く，この減少は2600 mLのサードスペースが出現したためと考えざるを得なかった．一方，同じ手術でもYさんの場合，術後細胞外液量は術前とほぼ等しく，サードスペースの出現がほとんどない．Shiresの観察によると，Xさんは体重のわりに身長が低く肥満で，手術野の視野を確保するために牽引を持続的に強く必要とした．つまり，手術野の牽引・圧迫操作の程度によりサードスペース出現の程度が異なると考えられる．
　術野が取りにくい患者は圧排が強くなるため，また，手術が粗暴であれば術野に対する機械的刺激が強くなるため，サードスペースの出現は増加すると考えられる．同じ術式でも個々の患者および術者によっ

てサードスペースの出現量は異なるわけである．具体的な数字は，平均的な値であって，患者・術者によって大きく異なることを念頭に置いて輸液を行い，反応（尿量・浮腫の出現）などをみてサードスペースの量を推定する姿勢が大切である．

1 どのようにして細胞外液量を測定したか？

〈必要物質〉
- 血漿のみに分布する物質：アルブミン ^{131}I でラベル
- 細胞外液全体に分布する物質：SO_4^{2-} ^{35}S でラベル

なお，血漿は細胞外液の一部で血管内細胞外液である．

総投与量＝濃度×希釈液量

① 濃度は測定可能
② 総投与量は投与する前にわかっている

↓

その物質が投与された液の総量（希釈液量：体積）が計算できる（図6-2）

10mg 投与

濃度を測定すれば液量が分かる

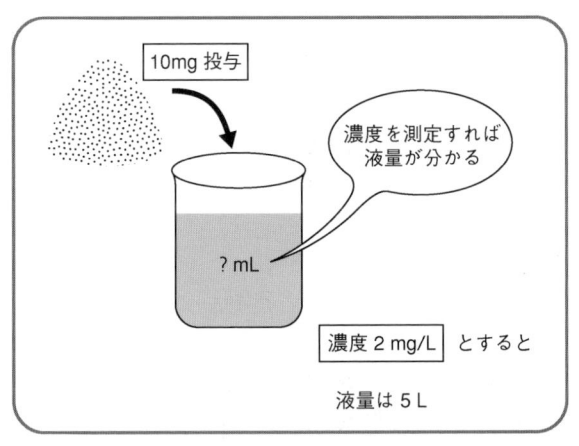

? mL

濃度 2 mg/L とすると

液量は 5 L

図 6-2 濃度から全体量を計算

B．サードスペースの発見

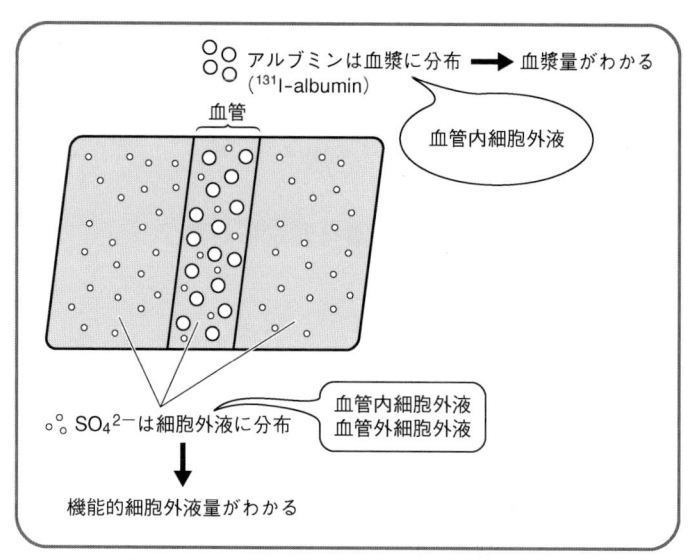

図 6-3 血漿のみに分布する albumin と細胞外液全体に分布する SO_4^{2-}

測定できるのは機能的細胞外液量である．非機能的細胞外液量（サードスペース）は測定できない．

2 ラベルしたアルブミンから求める血漿量

たとえば，^{131}I でラベルしたアルブミンを総量 A Ci（キュリー，$1Ci = 3.7 \times 10^{10}$ Bq）静脈内投与したとすると，ラベルされたアルブミンは血漿の総量で希釈されることになる．アルブミンは血管内のみにとどまる．採血して，血漿中の ^{131}I でラベルしたアルブミンの濃度が B Ci/L の濃度になったとしたら，「A＝B×血漿の総量」の関係から，血漿量は「A÷B」で求めることができる（図 6-3 参照）．

3 ラベルした SO_4^{2-} から求める細胞外液量

^{35}S でラベルした SO_4^{2-} を総量 A Ci 静脈内に投与したとすると，SO_4^{2-} は血漿と血管外細胞外液に均等に行き渡る．これは，アルブミンと異なる（アルブミンは血漿のみに分布）．つまり，ラベルされた

SO_4^{2-} は細胞外液全体（血漿を含む）で希釈されることになる．血漿は機能的細胞外液の一部であり，血漿での SO_4^{2-} の濃度は機能的細胞外液の濃度を測定していることになる．^{35}S でラベルした SO_4^{2-} の濃度が B Ci/L の濃度になったとしたら，「A＝B×機能的細胞外液の総量」の関係から，機能的細胞外液量は「A÷B」で求めることができる（図6-3参照）．

C. サードスペースの特徴

いったんサードスペースの水になると細胞内液や通常の細胞外液との交通がしばらくなくなり（機能的細胞外液ではなくなる），サードスペースに水が貯留する形となる．

1 サードスペースの構造

組織間質は，コラーゲン線維・エラスチンの枠組みのなかに，ムコ多糖類（ヒアルロン酸，コンドロイチン硫酸）が入り込んだ構造になっている．各臓器・組織によりコラーゲン線維・エラスチンの濃度や配列が異なるため，臓器部位別にサードスペースの発生しやすさに差が認められる．正常では，コラーゲン線維間の間隙は小さく，アルブミンはあまり入り込んでいないが，手術操作などによりコラーゲン線維間の間隙が大きくなると，水やアルブミンが入り込むようになる．つまり，組織間質のゲル構造が変化し水を保持しやすい構造となったとき，サードスペースが発生したといえる（図6-4）．

a. ゲルとは何か？

寒天やゼラチンを湯に溶かすと，ドロドロした粘稠な液となるが，温度が下がると半固体状になる．これを「ゲル」または「ゼリー」という．ゼリーはお菓子のゼリーと同じで，ゲルはすなわちゼリーである．ゲルは固・液二相よりなり，固相は蜂の巣状に連続し，その腔所にゾル状の液相が不連続に閉じ込められている（南山堂 医学大辞典 第15版，南山堂より）．ゾルとは 0.1〜1.0 μm の微粒子が液体の中に

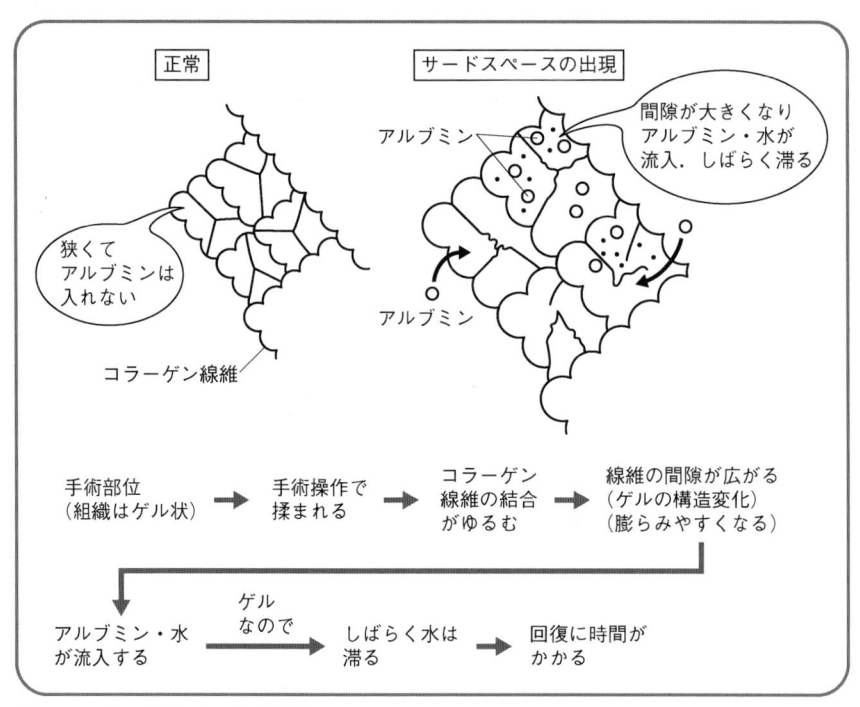

図 6-4　サードスペースの構造

浮遊した状態をいう．組織間質はゲル様の構造をもち，固相はコラーゲン・エラスチンなどの線維で，手術操作などでコラーゲンなどの構築が変化すると液相に多くの水やアルブミンを保持するようになる．

b. **組織のふくらみやすさの変化とは？**

　　コンプライアンスとは，一定の圧変化に対する体積（容積）の変化である．「コンプライアンスが高い」とは膨らみやすいということであり，「コンプライアンスが低い」とは膨らみにくいということである．サードスペースでは，コラーゲン線維の結合がゆるくなっていて（前図），組織が通常よりも膨らみやすくなった状態になっている．つまり，組織は膨らみやすい状態であり，コンプライアンスが高くなっている．

　　一般に組織内圧と組織の体積の関係は図 6-5 のようであり，いったん手術操作などで組織がゆるむと（コラーゲンの結合がゆるむと），

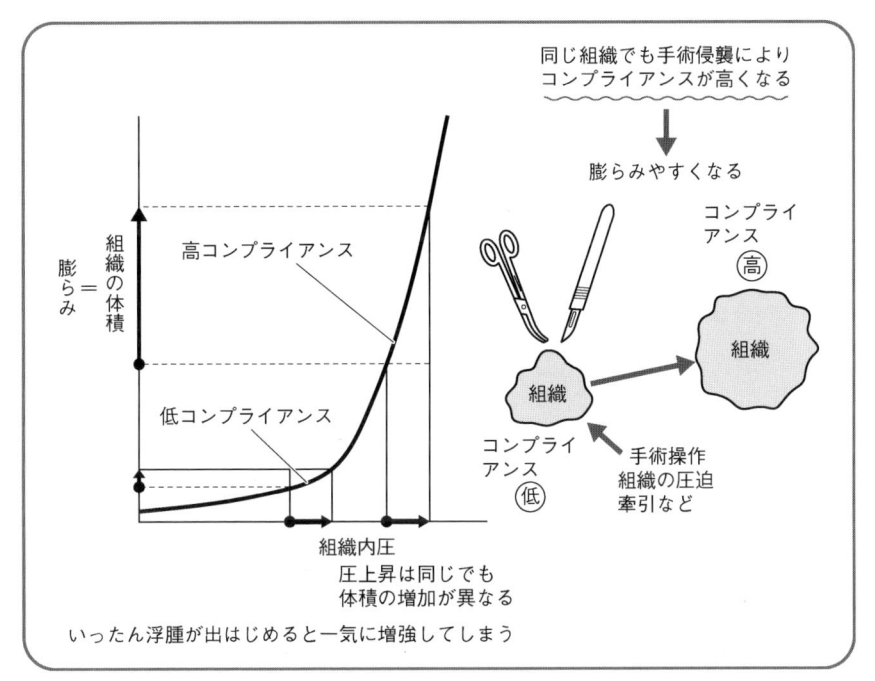

図 6-5　手術侵襲で膨らみやすくなる組織

　一気にコンプライアンスが高くなり組織間質に水が保持されやすくなる．
　水は，細胞内，細胞外（細胞外血管内，細胞外血管外）のいずれかに存在している．細胞外血管外には，組織間と生体内の空間（消化管内，腹腔，胸腔，心嚢腔，関節腔，リンパ管）がある．
　血管内と血管外の水の出入りは，恒常的であり常に滞りなく行われていて，組織間液や各生体腔に存在する水の量は，ほぼ一定である．

c．正常での水の移動

　①血管内から血管外へ水が移動
　②血管外から血管内へ同量の水が再移動
　③結果として，血管外の液量は一定に保たれる

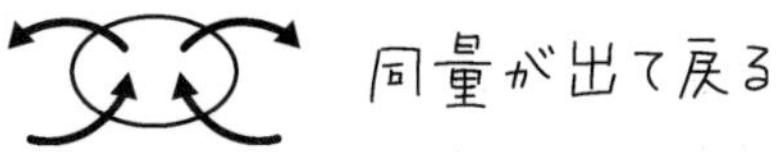

　　　同量が出て戻る

C．サードスペースの特徴

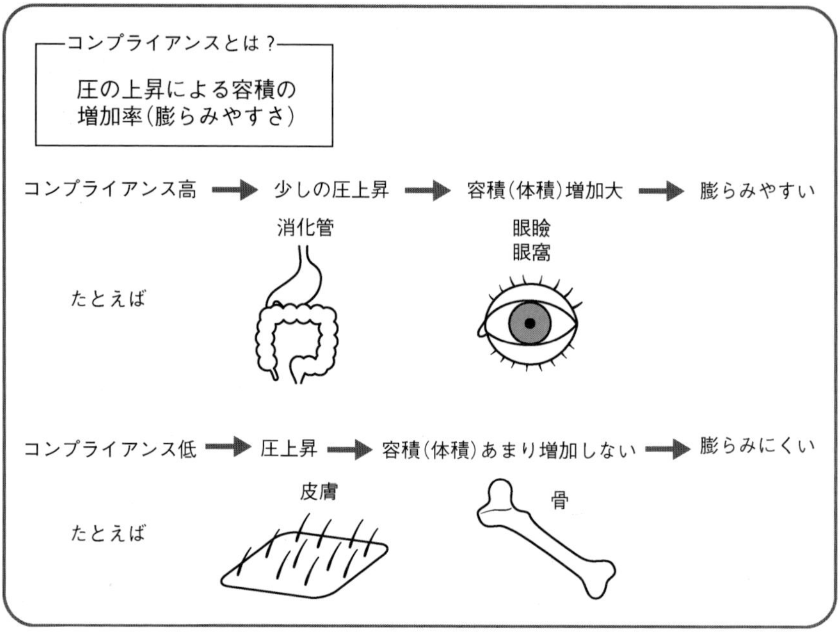

図 6-6 臓器による膨らみやすさの違い

d. サードスペースが出現しやすい組織

組織間に発生したサードスペースは，浮腫として発見される．

臓器により組織間質のコンプライアンスは異なり，消化管や眼瞼・眼窩のコンプライアンスは高く，骨・皮膚のコンプライアンスは低い．つまり，消化管の間質組織は膨らみやすく，サードスペースが出現しやすい（図6-6）．一方，骨の間質は膨らみにくく，サードスペースは発生しにくいといえる（骨については当たり前か）．

2 サードスペースの出現

① 血管内から血管外へ水が移動
② 血管内から出た水が血管外にとどまってしまう場所（サードスペース）に水が移行
③ 血管内への水の汲み入れが低下

④ 血管内液が減少
⑤ 水は血管外に貯留して存在しているけれども，血管内に移動することができずに利用されず，役に立たない状態におかれてしまっている
⑥ 結果として，血管内外を出入りできる細胞外液の総量（これを機能的細胞外液とよぶ）は減少している
⑦ 血管内液量が減少するので，輸液をすることになる
⑧ 水が細胞外に貯留してしまう原因が除去されると，水は血管内へ戻りはじめ，逆に今度は血管内の液量が増加する
⑨ 血管内に増加した液は，腎機能がよければ尿として体外に排出され，再び恒常状態が戻る

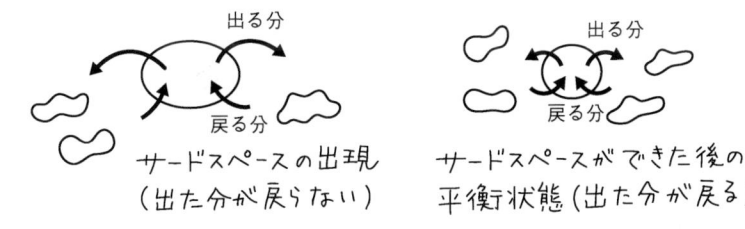

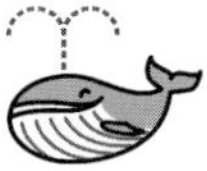

サードスペースの出現
（出た分が戻らない）

サードスペースができた後の
平衡状態（出た分が戻る）

組織間（例：消化管壁，皮下組織，各臓器）に水が貯留すれば，浮腫

胸腔に貯留すれば，胸水

腹腔に貯留すれば，腹水

心膜腔に貯留すれば，心嚢水

第 7 章

ハイポボレミア

A. ハイポボレミアとは

　ハイポボレミア（hypovolemia）とは，循環血液量の減少を意味している．循環血液量の減少には，①出血や脱水のように血液や水分が喪失し血管内血漿量の絶対値が低下する場合と，②セプシスやアナフィラキシーのように血管が拡張したり，血管のコンプライアンスが高くなり血管容積に比べ相対的に血漿量が低下している場合がある．周術期には，出血・脱水・セプシスが容易に発生する．ハイポボレミアの治療はまず，細胞外液補充液の輸液である．

> ハイポボレミア
> ① 血漿量の絶対的低下
> ② 血漿量の相対的低下

B. 心拍出量はいかにして決まるか？

　適切な循環血液量とは，正常脈拍数で心拍出量を正常に保てる循環血液量であり，一回拍出量は正常である．ハイポボレミアになると，心拍出量が低下し臓器灌流が低下する．

1 心機能曲線

正常な心臓は，心臓に入ってきた血液と同量を拍出することができる（Starlingの法則）．

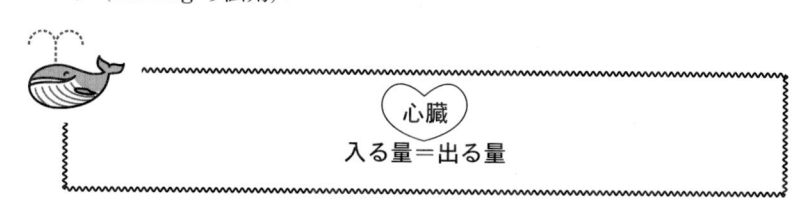

心臓
入る量＝出る量

心臓の1回の拡張と収縮を考えてみる．拡張期に血液が流入して，収縮期に血液が拍出される．心臓に入る量が多ければ，心臓の容積は大きくなる．心臓の容積が大きくなると心筋が伸展される．心筋が強く伸展されると，元に復する力も増大して心臓に入った量を出すことができる．

たとえば，弓矢を思い浮かべてほしい．弓を強く引けば，矢は遠くへ飛ぶ．弓を心筋の伸展の強さ，矢の飛ぶ距離を血液量と考えてみるとわかりやすい（図7-1）．

心臓に多量の血液が入ると，心臓内腔が増加した血液量で押し広げられ心筋が伸展する．つまり，弓の引き加減が心臓に入る血液量に相当する．心筋の伸展が強いと収縮力も強くなり，増加した血液量を拍出できることになる．

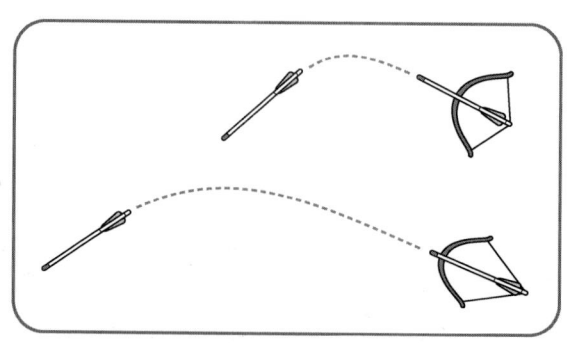

図7-1　強く引けば遠くに飛ぶ

逆に心臓に入る血液量が少ないと心筋の伸展が弱くなるが，血液量が少ないので，強い収縮力を必要とせずに流入した血液を拍出できる．

> 心臓から拍出される血液量は，心臓に流入する血液量によって規定される．流入する血液量が，心筋の伸展度を規定する．

Starlingの法則をグラフに表すには，縦軸に心拍出量，横軸に心内腔容積をとるとよい．しかし，ベッドサイドでは心内腔容積を測定することは難しいので，心内圧で代用する．内圧は肺動脈カテーテルや中心静脈カテーテルにより，比較的容易に測定できる．

心内容積が増加すればその内圧は上昇し，心内容積が減少すれば内圧は低下するという関係を用いる．つまり単純化すると，心内圧や血管内圧により心臓や血管の容積を概念的に推定しているといえる．

心拍出量はStarlingの心機能曲線によって決定される．心機能曲線の縦軸は心拍出量であり，横軸は心臓内腔の圧である（図7-2）．

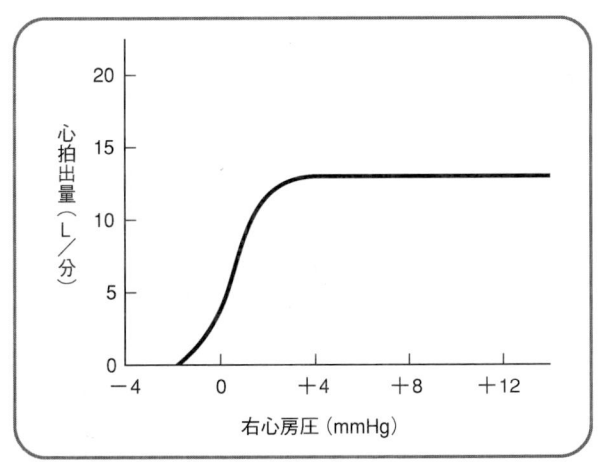

図7-2 心機能曲線
〔Guyton AC: Textbook of Medical Physiology 8th ed, Fig. 20-7, WB Saunders, Philadelphia, 1991 より引用改変〕

2　静脈還流の曲線

　心臓に流入する血液量を,「静脈還流量」とよんでいる．静脈還流量を縦軸に，心内圧を横軸にとり，心内圧と静脈還流量の関係を表した曲線を「静脈還流曲線」という（図7-3）．

　静脈還流は受動的に発生する．心拍出は，心臓の能動的な収縮により血液が押し出されるのだが，心臓に還ってくる血液は，血液が押し出された末梢と心内腔の圧差で戻ってくる．たとえると，山の上までポンプで水を汲み上げたとして，水が山から平地へ戻るときは，山と平地の圧勾配によって水は流れる（図7-4）．このとき，同じ平地でも高さが異なると水の流れは変化する．低い平地へは水は速く流れ，平地が高くなると水の流れは遅くなる（図7-5）．

　心臓への血液の戻りは，山から平地へ水が流れるのと同じ現象であり，平地にあたる右心房圧が高いと血液の戻る量は減少し，右心房圧が低いと血液の戻る量は増加する．心房の圧が高くなり末梢との勾配がなくなると，静脈還流量はゼロとなる（図7-6）．

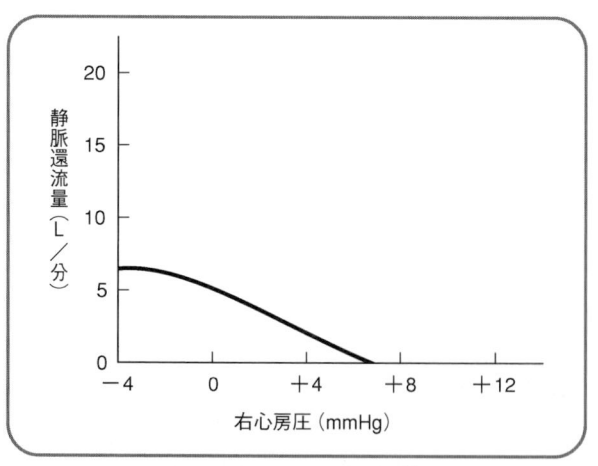

図7-3　静脈還流曲線
〔Guyton AC: Textbook of Medical Physiology 8th ed, Fig. 20-11, WB Saunders, Philadelphia, 1991 より引用改変〕

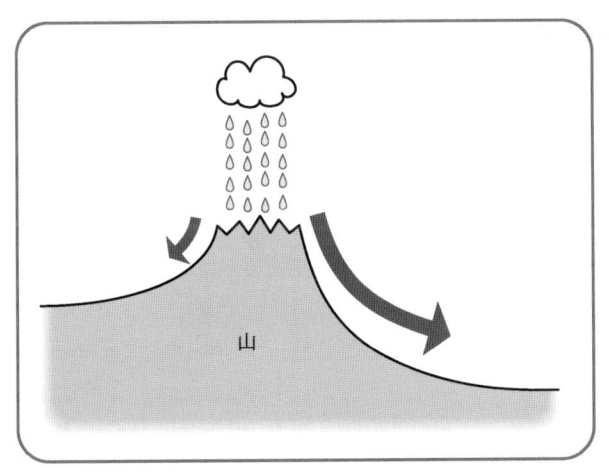

図 7-4　水は低きに流れる

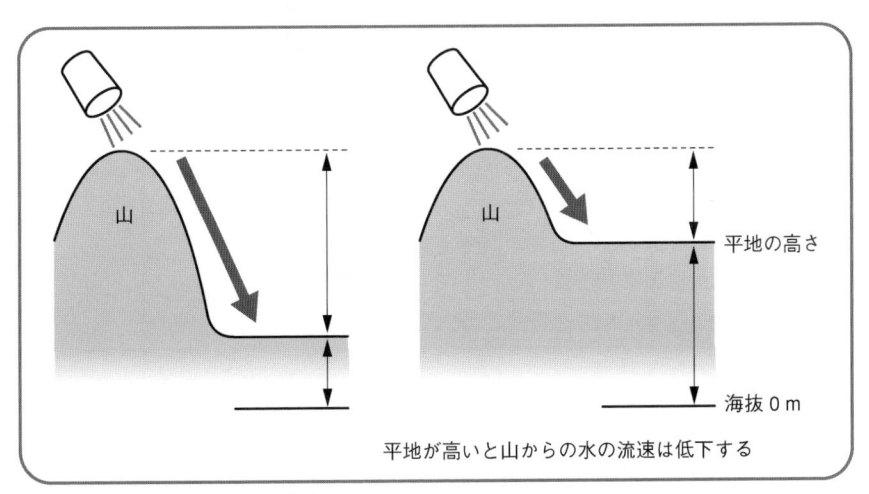

平地が高いと山からの水の流速は低下する

図 7-5　平地の高さと水の流速

● 3 ● 静脈還流量＝心拍出量

　　心臓に入る量は出る量と等しいので，静脈還流量は心拍出量と等しい．
　　静脈還流曲線と心機能曲線の横軸は同じ心内圧で，縦軸はそれぞれ

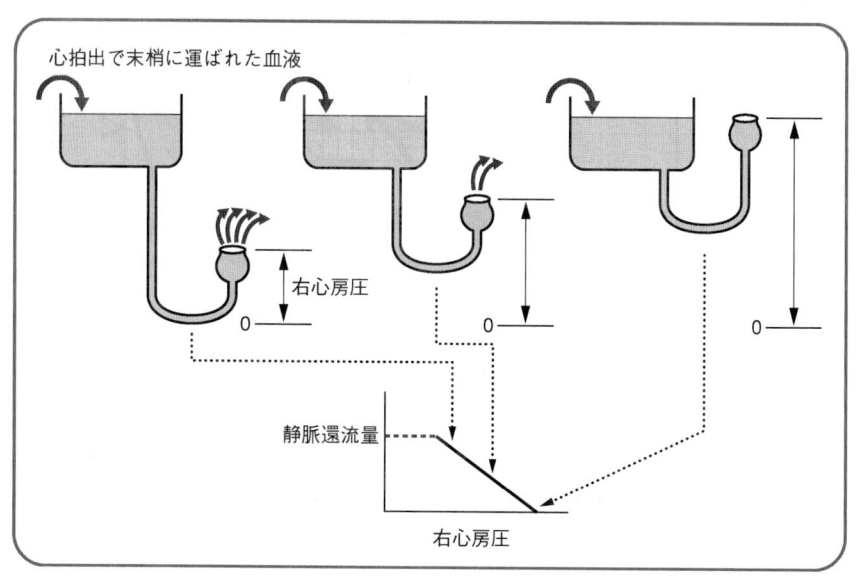

図 7-6 静脈還流曲線の成り立ち（右心房圧が高くなると血流は停止する）

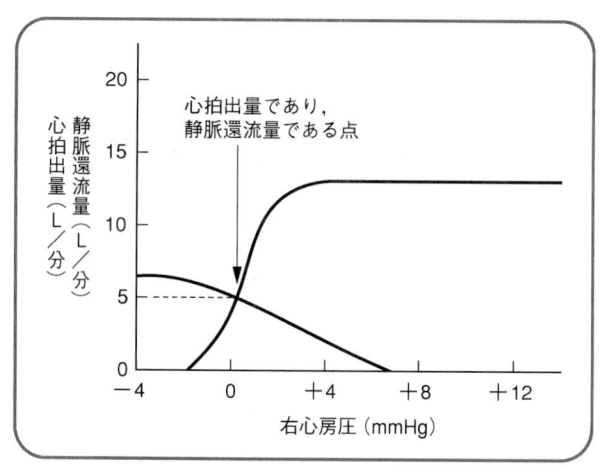

図 7-7 静脈還流量＝心拍出量

[Guyton AC: Textbook of Medical Physiology 8th ed, Fig. 20-14, WB Saunders, Philadelphia, 1991 より引用改変]

静脈環流量と心拍出量であり両者は等しいので，2 つの曲線を重ねるとその人の心拍出量と心房圧の関係がわかる（図 7-7）．

4 ハイポボレミアと静脈還流

さて，ハイポボレミアでは一回拍出量が減少するが，心機能曲線，静脈還流曲線のいずれに影響するのであろうか．心機能曲線は，そのときの心臓固有の機能であり固定している．ただ，循環血液量減少により冠動脈血流が低下すると影響が出はじめるので，関係ないとはいえない．

しかし，ハイポボレミアの直接的影響はまず，静脈還流曲線にでる．

静脈還流曲線の静脈還流がゼロとなる圧を体血管充満圧（systemic filling pressure）といい，この圧は心停止が起こり全身の血液の流れが停止したときの血管内圧である．全身の血流が停止すると，血管内のどの部分でも圧が等しくなり，圧勾配はなくなる．

① 循環血液量が減少していると，この体血管充満圧が低下する．つまり，血管内腔容積に対して，血管内液が減少するので圧は下がる
② 血管が拡張したり，血管のコンプライアンスが上昇すると，循環血液量の減少がなくても相対的に循環血液量が減少することになるので，体血管充満圧は低下する

体血管充満圧が低くなると，静脈還流曲線は左方へ平行移動する．

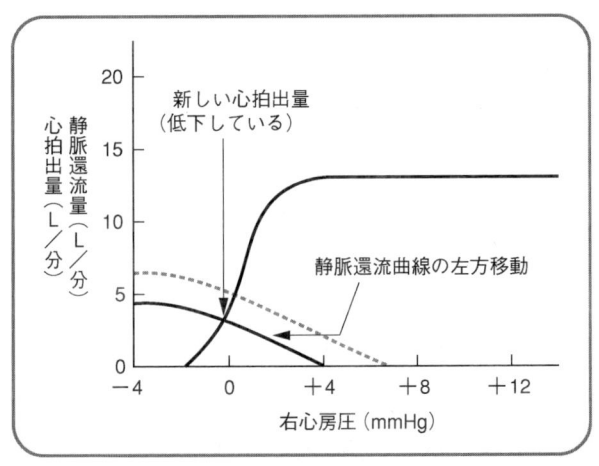

図 7-8　静脈還流曲線の左方移動

したがって，ハイポボレミアでは，静脈還流曲線が左方へ平行移動する．静脈還流曲線が左方移動すると心機能曲線との交点が低心内圧となり，心拍出量も低下する（図7-8）．

C．ハイポボレミアの診断

　低血圧，頻脈，尿量減少，ヘマトクリット低下，中心静脈圧低下，肺動脈楔入圧低下，心拍量低下は，ハイポボレミアで発生し得る．
　低血圧・頻脈は急激な出血で発生し（表7-1参照），これらの所見は早急に治療を開始する必要性を示している．輸液負荷が有効であるとしたら，血圧は上昇する．急速に進行する明らかな循環血液量減少に対しては，これらの指標は有用である．つまりショックの治療開始の指標として，また治療への反応をみる指標としては重要である．
　一方，低血圧，頻脈，尿量減少，ヘマトクリット低下，中心静脈圧低下，肺動脈楔入圧低下，心拍量低下のいずれも，単独では，ショック離脱後の循環血液量の指標としては感度・特異度ともに高いとはいえない．たとえば，血圧は正常範囲内だが脈拍数が多く，尿量が減少している場合，循環血液量減少が存在するのかしないのかを診断する必要があるが，どのように考えればよいのだろうか．
　適正な循環血液量は，血管のコンプライアンスや緊張度により異なる．ベッドサイドで取れる所見により循環血液量を増やす必要があるのかないのかを決めることが，まず必要である．循環血液量減少と判断することは，輸液・輸血により循環血液量を適正化する必要があることを意味している．

1　血　圧

　血圧は，心拍出量と血管抵抗で決定される．

> 血圧＝心拍出量×血管抵抗
> 　　＝一回拍出量×心拍数×血管抵抗

　循環血液量が減少すると，一回拍出量が低下する．しかし，脈拍数

表 7-1 出血の程度とバイタルの関係：ショック指数

出血量	ショック指数
500〜750 mL	0.5〜1.0
750〜1500 mL	1.0〜1.5
1500〜2250 mL	1.5〜2.0
2250 mL	2.0 以上

$$\text{ショック指数（出血量の目安を推定する大まかな指標）} = \frac{\text{心拍数}}{\text{収縮期血圧}}$$

が増加し血管抵抗も上昇すれば，血圧は低下しない．つまり，循環血液量が減少しても血圧が低下しないことも多い．出血において血圧が低下するという状況は，代償機転である心拍数上昇や血管抵抗上昇で代償できないほど出血が進行しているということを示しており，重症である．

出血ではまず，拡張期血圧が上昇し脈圧が低下する．拡張期血圧の上昇は，交感神経緊張による血管収縮に起因している．外傷による痛みや不安・緊張で交感神経が緊張していると，循環血液量が減少していても血圧はあまり低下しない．しかし，この状態で鎮静剤や麻酔を導入すると緊張していた交感神経が抑制されて血管が拡張し，すでに存在する循環血液量減少と相まって，血圧は急激に低下する(図7-9)．したがって，血圧の絶対値のみをみていると，循環血液量減少を見逃すことになりかねない．

2 心拍数

心拍数は，急速な循環血液量減少による血圧低下の代償機構としての圧受容体反射によって上昇する．高齢者や鎮静下・麻酔下では，圧受容器反射が抑制されて心拍数上昇が発生しない．一般に脈拍数が上昇する原因として，7つのH（Hypoxia：低酸素，Hypovolemia：循環血液量減少，Hyperthermia：高体温，Hypotension：低血圧，Hyperadrenergic state：交感神経緊張状態，Heart failure：心不全，Hyperthyroidism：甲状腺機能亢進症）があり，循環血液量減少以外にも，頻脈の原因は多い．心拍数増加という指標は，循環血液量減少に対し感度・特異度ともに高くない．

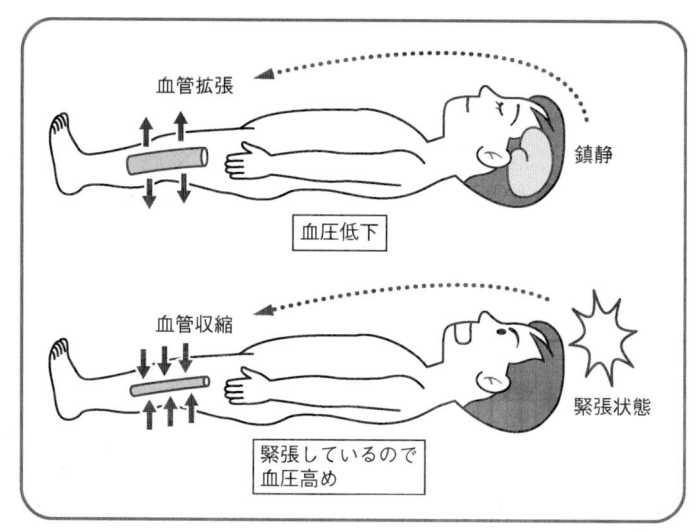

A. 鎮静による血圧低下

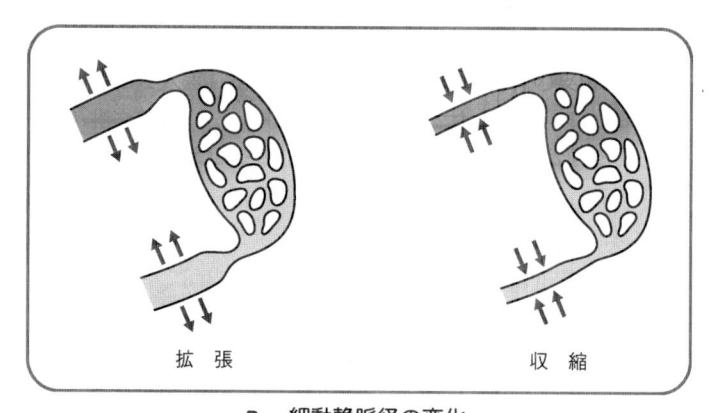

B. 細動静脈径の変化

図 7-9 交感神経抑制による血圧低下

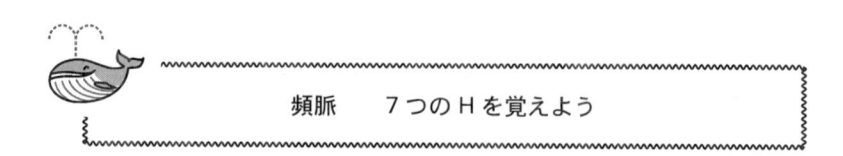

頻脈　7つのHを覚えよう

3 尿量

　　尿量と循環血液量の相関は強くない．尿量は，糸球体濾過量と尿細管の再吸収量で規定される．尿量の減少は，循環血液量の減少よりも，抗利尿ホルモン（ADH）の産生の影響を強く受ける．純粋な水欠乏による高浸透圧では，細胞内から細胞外に水の供給があり細胞外液の減少は少ないが（血漿量は細胞外液の一部で正常に近い状態となっている），ADH の産生が高まっているので尿量は減少する．また，急性尿細管壊死が発生していれば尿量は減少する．したがって，尿量減少が必ず循環血液量減少を示すとはいえない．ただ，周術期の乏尿は循環血液量減少が原因であることが多いので，尿量減少を発見したら，他の指標と総合して，循環血液量減少の有無の診断を行う．

4 中心静脈圧（central venous pressure：CVP）

　　CVP を規定する因子は多く，循環血液量以外の影響を受ける．CVP の絶対値により循環血液量を推定することは難しいが，非常に低い場合（$2.72\,\mathrm{cmH_2O}$ 以下）なら循環血液量減少と判断してよい．心機能に変化がないとすると，輸液負荷に対する CVP の圧変化は脱水や出血の評価に有用で，輸液や輸血速度の指標として役立つ．

a. どこの圧か？

　① 厳密に規定すると，右心房と大静脈の接点の圧
　② 胸郭内の大静脈の圧
　③ 右心房や右心室を充満させる駆動圧となっている

b. CVP を決定する因子

　① 血管内の血液量
　② 静脈血管（胸腔，腹腔，四肢）の緊張度
　③ 右心室機能

c. 測定上の注意

　① 右心房の位置を $0\,\mathrm{cmH_2O}$ として測定

② 呼気終末で波形の平均値を読み取る
③ 心機能に変化がないとすると，CVPの圧変化は脱水や出血の評価に有用で，輸液や輸血速度の指標として役立つ

d. CVP上昇 ─────────────────────────────

① 循環血液量増加
② 右心室機能低下
③ 両者

e. CVP低下 ─────────────────────────────

① 循環血液量減少
② 静脈血管拡張

● 5 ● 陽圧呼吸による動脈圧変化

　　間欠的陽圧呼吸では，吸気の初期に血圧が上昇し，次に低下する．陽圧呼吸の吸気初期では，肺容量が増加し肺血管床にあった血液を左心房に搾り出す．このため陽圧吸気初期では，左心に還る血液量が増加し，心拍出量が増加し血圧が上昇する．この左心房への還流増加は一時的で，その後，陽圧吸気中は胸腔内圧が上昇するため右心房への静脈還流量は減少する．静脈還流が減少するので血圧は低下する．この陽圧吸気による動脈圧の変化は正常でも認められるが，循環血液量が減少すると陽圧呼吸による血圧の変動が大きくなる．

　　呼気終末で呼吸を止めて呼気終末の収縮期血圧を記録し，基準圧とする．次に陽圧呼吸を行う．基準圧と陽圧呼吸中の最高収縮期血圧の差をΔUp，基準圧と最低収縮期血圧をΔDownとする．ΔUpは陽圧呼吸初期に出現し左心室への肺からの還流増加を示し，ΔDownは静脈還流の低下を表す．ΔUp＋ΔDown＝SPV（systolic pressure variation）とすると，SPVは呼吸による収縮期血圧の変動を表している（図7-10）．

a. 循環血液量減少の基準 ──────────────────────

① ΔDown＞基準の収縮期血圧（呼気終末での収縮期血圧）の10%
　　　　　　　　　　　　　　　　　　　　　　　　（Messinger, 1993）

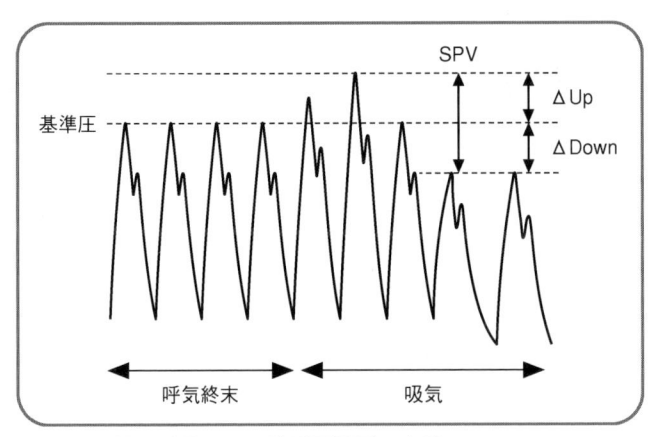

図 7-10　陽圧呼吸による動脈圧波形の変動

② $\varDelta$Down＞5 mmHg（Coriat, 1994）
③ $\varDelta$Down＞5 mmHg（セプシス患者）（Tavernier, 1998）
④ SPV＜5 mmHg, $\varDelta$Down＜2 mmHg：循環血液量減少はない
(Rooke, 1995)
⑤ 正常では，SPV＝8～10 mmHg, $\varDelta$Down＝6～8 mmHg．正常より大きいとき輸液負荷を行い SPV の反応をみる（Stoneham, 1999）
⑥ 自発呼吸下では，右心房圧が吸気に 1 mmHg 以上低下すると，循環血液量が減少していると判断できる（Magder, 1999）

6　循環血液量の総合評価

　血圧，心拍数，尿量，CVP のいずれも単独では，循環血液量の評価には十分でない．一方，人工呼吸中の収縮期血圧の変動は信頼性が高い．確実な循環血液量の適正さを評価する方法はないといってよく，皆苦労している．経験的に，輸液による血圧，脈拍，尿量，CVP の反応をみて判断していることが多い．

　人工呼吸中の収縮期血圧の変動は比較的信頼性が高い．しかし，記録紙に記録し計測する必要があり，やや煩雑であるためか，あまり広まっていない．今後，困ったときには，この指標をみるようにしたい．

　呼吸性変動が強いときは，輸液負荷により呼吸性変動の程度が低下する（図 7-11）．

C．ハイポボレミアの診断

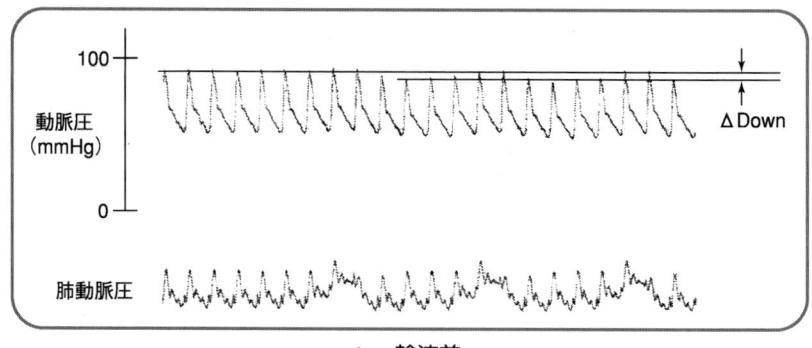

A. 輸液前

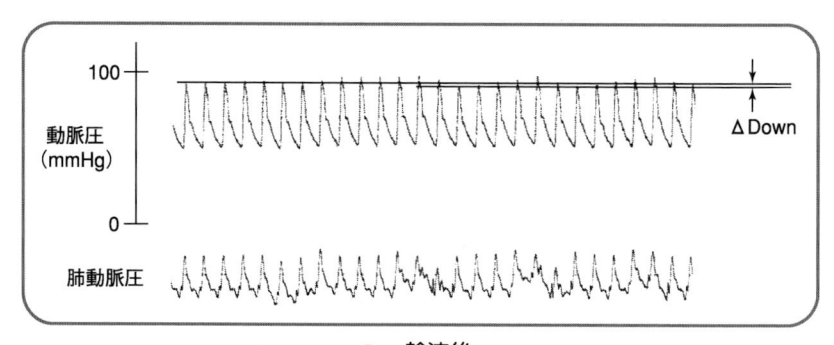

B. 輸液後

図 7-11 輸液負荷による ΔDown の減少
5％アルブミン投与前は，ΔDown が 10 mmHg であったが，5％アルブミン 250 mL 投与後は ΔDown が減少し，血圧も上昇した．ΔDown によって，輸液への反応が予測できる．

　　　　理学的所見を重視し，スコア化する方法が報告されているが，単独の指標を組み合わせるというコンセプトである．血圧などの数値では循環血液量減少の診断は難しいがゆえに，患者の診察が大切であるということである．

a. **診察 8 項目**（Stéphan, 2001）

　　① ICU 入室後の体液喪失の存在（胸腔・腹腔ドレーン，胃管）
　　② 24 時間の輸液バランス（輸液量−排出量の差）<400 mL
　　③ まだら状の皮膚の存在
　　④ 肺水腫（聴診によるクラックルの存在，胸部 X 線像での肺水腫，肺血管陰影の増強）

⑤ うっ血性心不全（既往歴，心拡大，ギャロップリズム）
⑥ 末梢の浮腫
⑦ 腹水・胸水
⑧ 中心静脈圧 2.72 cmH$_2$O 以下

　この8項目を診察して，それぞれの有無に対する点数を足していき，そのスコアからグラフにより循環血液量減少の可能性を推定したところ，^{125}I でラベルしたアルブミンで実測した循環血液量の結果とある程度一致した．この結果は，単一の指標や症状ではハイポボレミアを正確に診断することは難しいが，いくつかの指標を組み合わせることにより診断がつきやすくなることを示している．これらの指標のうち，CVP 2.72 cmH$_2$O 以下，24時間の輸液バランス（輸液量－排出量の差）＜400 mL は，ハイポボレミアという判断に関与する指標であった．一方，うっ血性心不全，肺水腫，腹水・胸水の存在はハイポボレミアではないという判断に関与する指標であった．点数を計算せずとも，これらの指標の有無をみることは診断の助けとなり得るであろう．

D. ハイポボレミアの治療：輸液負荷

1　中心静脈圧（CVP）を指標とした輸液負荷

　輸液・輸血に対する CVP の変化は，血管内容量，静脈血管緊張度，右心室機能を統合した指標となる．CVP の変化は尿量減少，ショック時の輸液の指標となり得る．
　たとえば，輸液負荷前の CVP が 8 cmH$_2$O 以下なら，200 mL/10 分で輸液負荷を行い，その輸液による CVP の変化をみる（表7-2）．CVP の上昇が 2 cmH$_2$O 以下なら 200 mL/10 分の速さで輸液を続行し，CVP の上昇が 5 cmH$_2$O 以上なら輸液を終了する（表7-3）．上記の条件で尿量 0.5～1.0 mL/kg/時を得られるまで輸液を続行する．

表 7-2 輸液負荷の速度

輸液負荷前の CVP	輸液速度
＜8 cmH$_2$O	200 mL/10 分
8〜14 cmH$_2$O	100 mL/10 分
14 cmH$_2$O＜	50 mL/10 分

(8 cmH$_2$O＝5.88 mmHg, 14 cmH$_2$O＝10.29 mmHg)

表 7-3 評 価

輸液負荷後の CVP の上昇	輸液の調節
＜2 cmH$_2$O	続 行
2〜5 cmH$_2$O	①中止し 10 分間待つ ②10 分後 ┌ 2 cmH$_2$O＜ → 終了 　　　　　└ ＜2 cmH$_2$O → 続行
5 cmH$_2$O＜	終 了

(2 cmH$_2$O＝1.47 mmHg, 5 cmH$_2$O＝3.68 mmHg)

2 肺動脈楔入圧（PCWP）を指標とした輸液負荷

　輸液負荷前の PCWP が 10 mmHg 以下なら，200 mL/10 分で輸液を行い，その輸液による PCWP の変化をみる（表 7-4）．PCWP の上昇が 3 mmHg 以下なら 200 mL/10 分の速さで輸液を続行し，PCWP の上昇が 7 mmHg 以上なら輸液を終了する（表 7-5）．上記の条件で尿量 0.5〜1.0 mL/kg 時を得られるまで輸液を続行する．

表 7-4 輸液負荷の速度

輸液負荷前の PCWP	輸液速度
＜10 mmHg	200 mL/10 分
10〜15 mmHg	100 mL/10 分
15 mmHg＜	50 mL/10 分

表 7-5 評 価

輸液負荷後の PCWP の上昇	輸液の調節
＜3 mmHg	続 行
3〜7 mmHg	①中止し 10 分間待つ ②10 分後 ― 3 mmHg＜ → 終了 　　　　　　 ＜3 mmHg → 続行
7 mmHg＜	終 了

第 8 章

乏　尿

A．尿の生成

1　尿の産生・排出

尿は，以下の過程を経て産生・排出されている．
① 糸球体で濾過（原尿の産生）：1分間の濾過量を糸球体濾過率（glomerular filtration rate: GFR）という
② 尿細管で再吸収：原尿の99％が再吸収される
③ 腎盂，尿管，膀胱，尿道を通過して体外に排出される

2　尿量の調節

糸球体濾過率は正常で100 mL/分である．これは，1分間に100 mLの血液が濾過されて尿細管に流れ込むことを意味している．濾過するということは，濾紙で液を濾すようなイメージで，糸球体膜により血液が濾されるということである．赤血球などの血球や蛋白は濾過されずに血中に残るが，その他の物質（尿素窒素・クレアチニン・電解質など）は血漿と等しい液が濾過されて出てくる．これを「原尿」という．糸球体濾過量は原尿の量と同じで，臨床的にはクレアチニンクリアランスで代用している．原尿は1時間にすると $100 \times 60 = 6000$ mL，1日にすると $6000 \times 24 = 144000$ mL が尿細管に流れ込んでいる．し

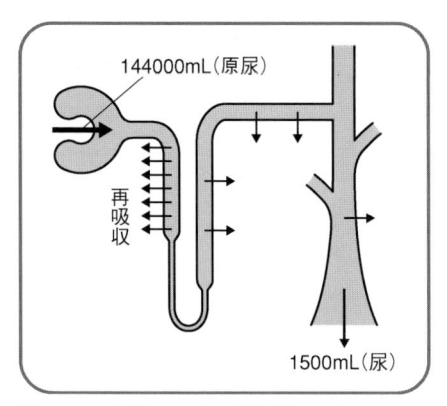

図 8-1　原尿の 99％ が再吸収される

かし，実際の尿量は 1500 mL 程度である．つまり，144000 mL のうちの 1500 mL が尿として体外に排泄されたとすると，残りの 142500 mL は尿細管で再吸収されている（図 8-1）．まとめると，正常では，糸球体で濾過された原尿の 99％ が再吸収され，1％ が尿として排出される．水は，70％ が近位尿細管で再吸収され，ヘンレの係蹄下行脚で 15％ が再吸収される．残りの 15％ はヘンレの係蹄上行脚・遠位尿細管・集合管で再吸収される．

3　Na 再吸収

Na については，血漿 Na 濃度が 140 mEq/L とすると，140×144＝20160 mEq が濾過されているが，ほとんど再吸収されて，実際尿に排出される Na 量は 100〜200 mEq 程度である．この Na の再吸収は 50〜60％ が近位尿細管で行われるが，ここでの再吸収は Na^+ と H^+ の交換である（図 8-2）．残りは，ヘンレの係蹄下行脚以降で再吸収される．ヘンレの係蹄上行脚での Na 再吸収は尿細管細胞での ATP 産生を必要とする能動輸送であり，酸素を必要とする．つまり，ヘンレの係蹄上行脚太脚部あたりから尿の Na 濃度が薄まり，次に集合管で水が吸収されて尿の Na 濃度が調節される．腎血流の低下により酸素供給が低下すると，尿細管の障害がまず発生する．特に能動的な再吸収を行うヘンレの係蹄上行脚の尿細管細胞が，酸素消費が多いために障害を受けやすい．

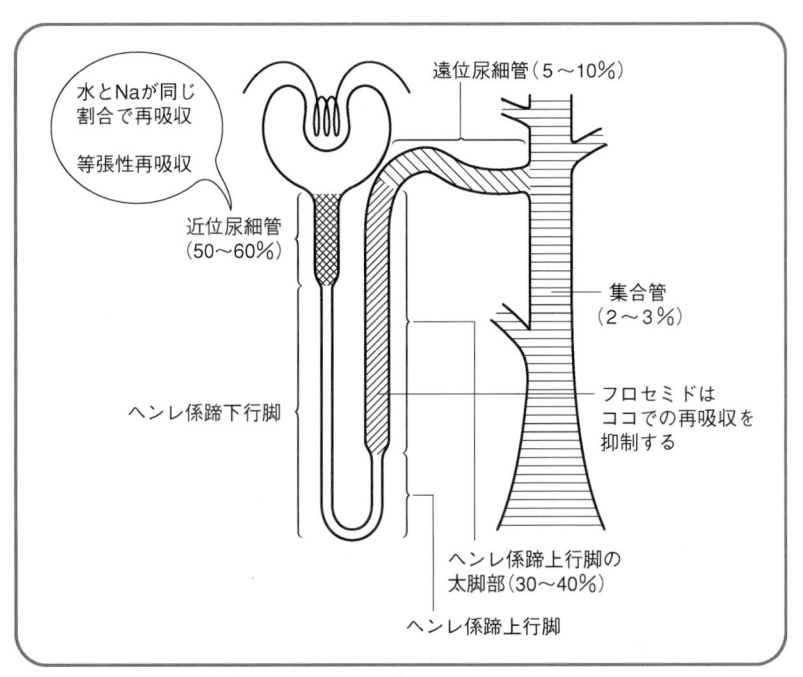

図 8-2　Na 再吸収の部位

（図中ラベル）
- 水とNaが同じ割合で再吸収
- 等張性再吸収
- 遠位尿細管（5〜10％）
- 近位尿細管（50〜60％）
- 集合管（2〜3％）
- ヘンレ係蹄下行脚
- フロセミドはココでの再吸収を抑制する
- ヘンレ係蹄上行脚の太脚部（30〜40％）
- ヘンレ係蹄上行脚

腎機能のポイント

- 尿量減少は，糸球体濾過量減少，尿細管再吸収増加が原因である
- 糸球体濾過量減少は，腎血流低下（心拍出量低下，腎血管収縮）と腎動脈圧低下（血圧低下）により発生する
- 尿細管再吸収増加は，ADH，アルドステロン増加によりもたらされる．外科刺激，陽圧呼吸，呼気終末陽圧（positive end-expiratory pressure; PEEP）により ADH，アルドステロンは増加する
- 循環血液量減少は，心拍出量低下，交感神経緊張，レニンアンギオテンシン系の活性化をもたらし，心房の容量受容器を介して ADH 分泌を増加する．ハイポボレミアに続いて，低血圧が発生すると，baroreceptor（圧受容器）を介する ADH 分泌も高まる

A．尿の生成

B. 尿量減少

1 乏尿の機序

尿量 0.5 mL/kg/時以下を乏尿といい，3 つの機序が考えられる．
① 腎前性：腎血流量減少，糸球体濾過率（GFR）の減少
② 腎性：急性尿細管壊死（可逆性急性腎不全），両側腎皮質壊死（非可逆性急性腎不全）
③ 腎後性：尿路の閉塞による尿流出障害

ICU では，手術後の腎不全の予防は重要課題である．術後腎不全の早期発見のために，経時的に尿量測定を行っている．尿量減少には，腎前性，腎性，腎後性がある．腎前性では，その原因が除去されれば尿量は回復し，腎機能も正常化する．腎前性腎不全を放置すると腎性腎不全に移行する．腎性腎不全では，腎の組織障害がすでに発生しているため原因が除去されても尿量の回復・腎機能の正常化には時間を要する．

2 腎前性の尿量減少

尿量の減少は，原尿の産生量の減少（糸球体濾過量の減少），尿細管での再吸収率の上昇により発生する．たとえば，500 mL の尿量減少があったとすると以下の 3 病態が考えられる（図 8-3）．
① 尿量の 100 倍の原尿が産生されていることから，1 日尿量が 500 mL 減少したとすると 50000 mL の原尿の産生が低下している可能性がある
② 尿細管での再吸収率が 99％から 99.35％に上昇しても同程度の尿量減少が発生する
③ 原尿の産生量減少と糸球体濾過量減少が同時に発生している

このなかで，③の可能性が最も高い．

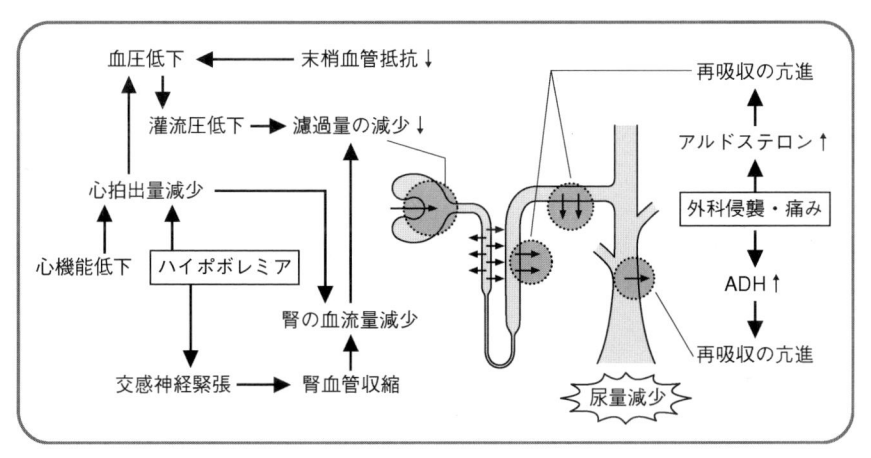

図 8-3　尿量減少

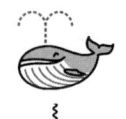

> 尿量の減少の原因
> ① 原尿産生量の大幅な低下
> ② 再吸収率の軽度の上昇
> ③ またはその両者

3　ATN（Acute Tubular Necrosis）とは？

　　腎血流が低下したことによる急性腎尿細管壊死．病理的には「大白色腎」と昔からいわれている．腎の色が白いというのは言い過ぎであるが，腎血流の低下により腎臓を流れる赤血球数が減少するため，赤い色が薄まり白っぽく見えるということである．腎臓は，尿細管細胞の壊死のため膨化・腫大している（図 8-4）．

a. 腎血流

　　大量出血後の腎不全や輸液不足による急性腎不全は，腎血流低下が原因であり，急性腎尿細管壊死の形をとる．腎血流の低下により，腎前性腎不全が発生する．腎血流の低下が持続し尿細管壊死（ATN）が発生すると，腎性の腎不全となる．腎前性腎不全の段階で速やかに

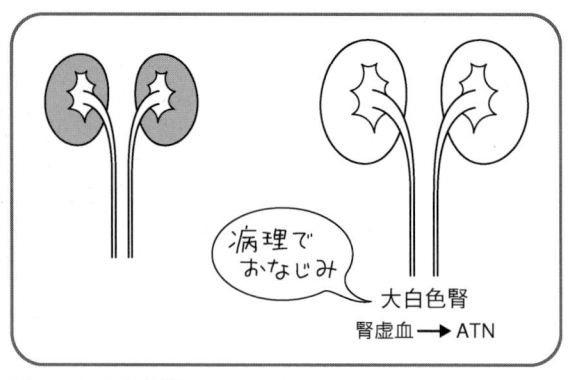

図 8-4　大白色腎

原因を除去することにより，腎性腎不全への進展を防止する．十分な輸液が，確実に有効な唯一の対策である．
　腎血流の 90～95％ が皮質に，5～10％ が髄質に流れる．皮質には糸球体と尿細管が存在し，髄質には尿細管が存在する．髄質を支配する血管は，皮質と髄質の境界に位置する糸球体の輸出細動脈に由来する血管で，尿細管に沿って走行している．その血流は髄質内帯に向かって流れた後，再び，皮質に向かって流れる（図 8-5）．
　脱水による循環血液量減少による心拍出量低下，心不全による心拍出量低下による腎血流量減少では，腎皮質の血流がまず減少し，腎髄質の血流は維持される．尿細管細胞は再吸収を行わなければならず，特にヘンレ係蹄上行脚の尿細管細胞は Na の能動輸送のためにエネルギーを必要とし酸素消費量が多い．つまり，髄質は尿細管のみで形成されているので血流に余裕がなく，少しの血流低下でも尿細管細胞の虚血（酸素不足）が発生する．
　腎血流は，腎皮質（糸球体は皮質に存在）と腎髄質（尿細管）に分配されるが，腎血流量が減少したとき，まず腎皮質血流が減少し髄質血流を維持しようとする．しかしながら，髄質の尿細管細胞は，酸素消費量が高いため，容易に虚血に陥ってしまい，尿細管壊死（ATN）が発生する．腎血流が 40～50％ 減少すると，ATN が発生する．

b.　ATN の発生機序

　　急性尿細管壊死とは，髄質の尿細管細胞の酸素消費に見合う酸素供

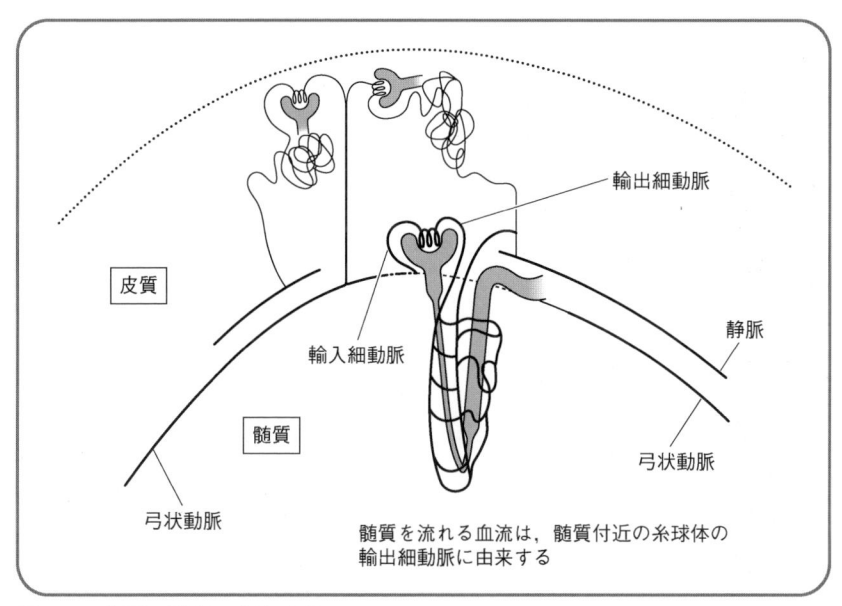

図 8-5 皮質と髄質の血流支配

(図中ラベル:輸出細動脈、皮質、輸入細動脈、髄質、静脈、弓状動脈、弓状動脈、髄質を流れる血流は、髄質付近の糸球体の輸出細動脈に由来する)

給がないための虚血壊死である.

〈発生過程〉
① 腎血流の低下
② 腎皮質の血流低下
③ 腎髄質の血流低下による酸素供給の低下
④ 腎髄質の尿細管細胞への酸素供給が低下すると,再吸収を行うためのエネルギー産生が十分行われないため,この部位でのNa再吸収量が低下し,遠位尿細管へNaなどの溶質が多く流入する
⑤ 遠位尿細管にNaなどの溶質が多く流入すると,尿細管糸球体フィードバック機構により糸球体輸入細動脈が収縮し糸球体濾過量が減少する
⑥ 糸球体濾過量が減少すると尿細管への溶質負荷量が減少するので,再吸収量が減少するため尿細管細胞の酸素消費量を減少させることができる
⑦ 酸素消費量が減少するので,血流低下による虚血が存在しても,なんとか壊死に至らずに血流回復を待てる状態となる

⑧ 糸球体濾過量は皮質血流の低下と尿細管糸球体フィードバック機構により減少するので，尿量は減少する
⑨ しかし，虚血が持続すると，①〜⑧の代償機構も破綻し尿細管細胞の虚血壊死が発生する
⑩ 脱落壊死した尿細管細胞や破壊産物で，尿細管腔が閉塞する
⑪ 尿細管が閉塞すると原尿が流れなくなり，糸球体内圧が上昇する
⑫ 糸球体濾過液が腎間質に漏れ，腎障害が増強される

C. 腎前性高窒素血症

　血漿クレアチニンの上昇は軽度であるが BUN の上昇が大きいとき，腎前性高窒素血症（prerenal azotemia）という．
　腎不全では血漿クレアチニン（Cr）と BUN が上昇するが，腎性腎不全では，BUN/Cr 比が 10〜20 で，Cr と BUN が並行して上昇する．一方，BUN の上昇が Cr の上昇に比して大きい場合，① BUN の産生が亢進しているか，②排泄が低下しているか，③その両者，のいずれかである．BUN の産生亢進は，蛋白の異化亢進や消化管出血が考えられる．排泄の低下は BUN の再吸収亢進による．循環血液量減少や心機能低下により糸球体濾過率が減少し，水ナトリウムの再吸収が高まっているが，同時に BUN などの他の溶質の再吸収も高まっている．もともと Cr は再吸収されないが，BUN は正常でも 60％ ぐらい再吸収されている．腎血流が低下する状態では，この BUN の再吸収率が上昇するので，結果として BUN/Cr 比が高くなる（図 8-6）．つまり，腎不全にはなっていないが，腎血流が低下し，正常と腎前性腎不全の間の状態である．25＜BUN/Cr 比では，脱水の鑑別を行いたい．

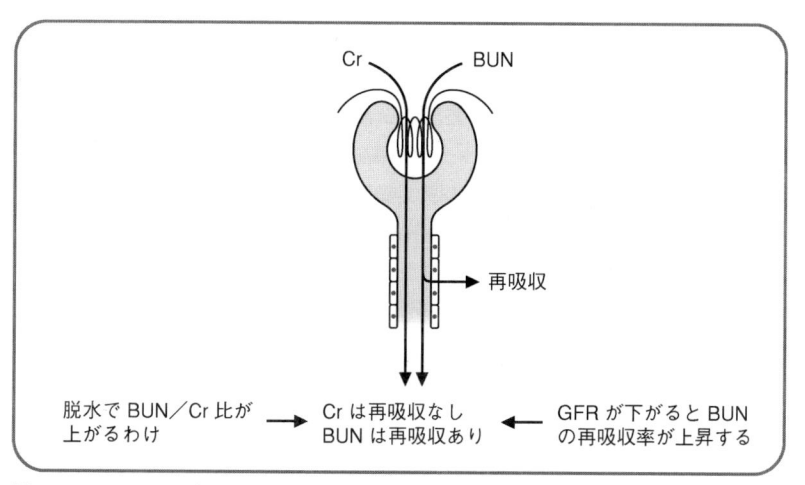

図 8-6　25＜BUN/Cr 比では，脱水を疑う

脱水で BUN／Cr 比が上がるわけ → Cr は再吸収なし BUN は再吸収あり ← GFR が下がると BUN の再吸収率が上昇する

D．乏尿を発見したら

1　まず確認すること

① 導尿カテーテルの閉塞，折れ曲がり，自然抜去がないか確認する
② ハイポボレミア・心拍出量の評価（第 7 章参照）
　a. 低血圧，頻脈
　b. CVP 低下，肺動脈圧低下
　c. 術前の欠乏量，サードスペース（第 6 章参照），出血量，術野からの蒸発を含めた必要量と実際の輸液量の計算（第 10 章参照）
③ 術中なら手術操作の確認
　a. 大動脈遮断
　b. 手術器具による尿管・膀胱の圧迫

● 2 ● 対　策

　尿量減少を発見したら，循環血液量の評価と心機能の評価を行う．循環血液量減少と判断したら，輸液負荷を行う（第7章参照）．循環血液量が多いと判断したら，利尿剤を投与する．心機能低下に対しては，心機能改善を図る薬剤を投与する．

① 心拍出量を上げる
　　a. 十分な循環血液量を確保する：肺動脈楔入圧の変化をみながら輸液（表7-2～7-5参照）
　　b. ドパミン，ドブタミンで心拍出量を増加（$3\sim10\,\mu g/kg/$分）
② 腎血管収縮を解除する
　　ドパミン$2\sim3\,\mu g/kg/$分を投与し，腎血管を拡張する
③ 血圧を上げる
　　十分な循環血液量を確保し心拍出量を上げても低血圧が持続し，血圧上昇しない場合は，血管収縮作用のある薬剤を使用する．ドパミンで血圧上昇しないとき，ノルエピネフリンで血圧上昇を図る．このとき，ドパミン$2\sim3\,\mu g/kg/$分に下げ，腎血管拡張を行う．
④ 利尿剤の使用
　　術後乏尿の最も多い原因は，腎血流量の減少である．血圧を維持し，循環血液量，心拍出量を上げる治療をしたうえで，利尿剤を使用する．利尿を保つことは，ATNの発生を抑制するとはいえないが，その重症度を軽減する．すなわち，非乏尿性腎不全となり，早期の回復が期待できる．これは，尿の流れを保つことで，尿細管の閉塞と尿の逆流を抑制できるためと推測されている．尿細管での再吸収を抑制する，浸透圧利尿剤（マンニトール），ループ利尿剤（フロセミド）を使用する．利尿剤は再吸収を抑制することにより尿量が増加するので，糸球体濾過が存在しなければ，すなわち原尿が産生されなければ，効果はない．

a. フロセミド（ラシックス®など）────────

　　投与法：$5\sim100\,mg/$回，単回静脈内投与，$5\sim40\,mg/$時間の持続投与．ループ利尿剤といわれている．フロセミドは糸球体で濾過され

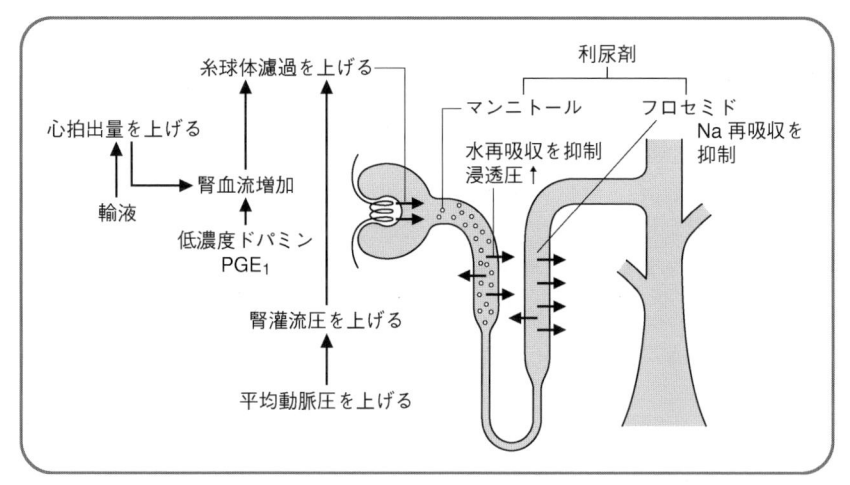

図 8-7 利尿剤の作用点

ず，近位尿細管細胞から尿細管腔に分泌される．ヘンレ係蹄上行脚の太脚部での Na 再吸収を抑制する．同部での Na 再吸収は，Na^+，K^+，Cl^- が同時に能動輸送される．

b. **アセタゾラミド（ダイアモックス®など）**

炭酸脱水酵素抑制剤．H_2CO_3 から HCO_3^- と H^+ を産生する酵素の阻害剤．H^+ が産生されなくなるので近位尿細管での Na^+ と H^+ 交換が減少し，Na^+ の再吸収が低下する．近位尿細管での Na^+ 再吸収の機序は，Na^+ と H^+ の受動的な交換により行われている．近位尿細管での再吸収を抑制しても，それ以下の尿細管での再吸収が代償的に亢進することが多いので，フロセミドに比べると利尿作用は強力でない．

c. **マンニトール**

投与法：25 g，単回静脈内投与．糸球体で濾過され近位尿細管に入る．尿細管内の浸透圧が上昇するため，水の再吸収が抑制される．水の再吸収が抑制されるので尿細管内の Na 濃度が低下し，近位尿細管での Na の受動的な吸収も抑制される．近位尿細管とヘンレ係蹄での再吸収抑制が非常に強く，遠位尿細管での代償的再吸収亢進の範囲を超えるため尿量が増加する．

D. 乏尿を発見したら

E. 尿所見による腎前性腎不全とATNの鑑別

腎前性腎不全なのか，急性尿細管壊死に進行してしまったのかを鑑別するために，尿所見が参考になる．

表 8-1 腎疾患をもたない患者で腎前性乏尿を示す所見

	腎前性乏尿	ATN
1. 尿浸透圧	500 mOsm/L＜	＜350 mOsm/L
2. 尿中 Na 濃度	＜20 mEq/L	40 mEq/L＜
3. Na 排泄分画	＜1	1＜
4. 尿/血漿 Cr 比	40＜	＜20

Na 排泄分画（FENa）は，利尿剤を使用する前に測定する．信頼性の高い指標である．
(FENa)＝(尿 Na/血漿 Na)/(尿 Cr/血漿 Cr)

第 9 章

ナトリウム

A． 血清ナトリウムの測定

　ICUでは，頻繁に動脈血ガス分析を行うが，このときNa・Kなどの電解質も同時に測定できる機種が多い．そこで，動脈採血時に液体のヘパリンを注射器に入れて採血している場合，ヘパリン液による血液の希釈が発生し，電解質濃度が実際よりも低く測定される（図9-1）．ヘパリン量は通常，注射器の死腔量ぐらいであろう．粉末のヘパリン入りのシリンジで採血した場合は，影響はない．
　ヘマトクリットが40％とすると，1 mLの血液中の血漿量は0.6 mL

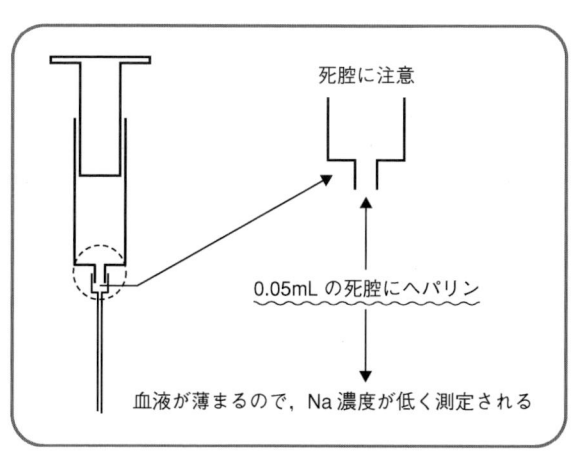

図 9-1　注射器と死腔

（図中ラベル：死腔に注意／0.05 mLの死腔にヘパリン／血液が薄まるので，Na濃度が低く測定される）

含まれている．しかし，注射器の死腔が 0.05 mL とすると同量のヘパリンによって希釈されるので，血漿量は 0.65 として測定される．

　実際の Na 濃度が 140 mEq/L とすると，
　　1 mL 採血では，測定値は，140×0.6/0.65＝129 mEq/L
　　2 mL 採血では，測定値は，140×1.2/1.25＝134 mEq/L
となり，ヘパリン採血では電解質濃度が低く出る．

> 血清ナトリウムの基準値（正常値）：135〜145 mEq/L

（注）ヘパリン採血で測定したら，正確には血漿ナトリウム濃度を測定していることになる

B．低 Na 血症

　Na 濃度が低いということは，Na 量に比して水の量が多いということで，水に比して相対的に Na が低いということを示している（図9-2）．あえて最初にこのことを書いた理由は，治療方針に大きく影響するからである．大別して，Na 濃度が低いから Na を投与して濃

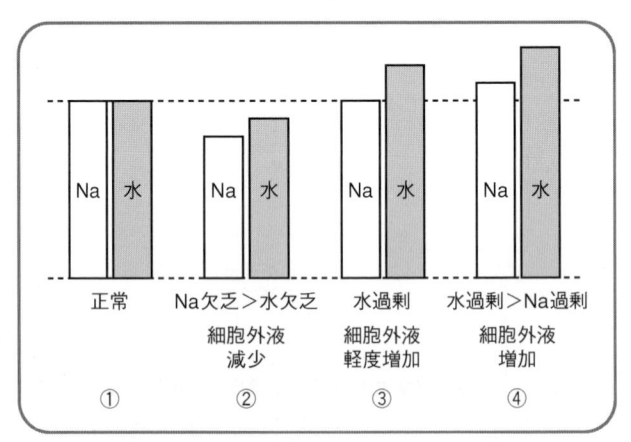

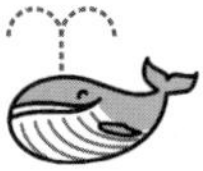

図 9-2　低 Na 血症における Na・水バランス

① 正常
② Na 欠乏＞水欠乏　細胞外液減少
③ 水過剰　細胞外液軽度増加
④ 水過剰＞Na 過剰　細胞外液増加

度を上げるのか，水を抜いて Na の濃度が上がるようにするのか，2 つの選択肢がある．Na を投与するのは体内の総 Na 量が足りないときであり（Na 欠乏），水を抜くのは体内 Na 量が足りていて水が多いときである（水過剰）．

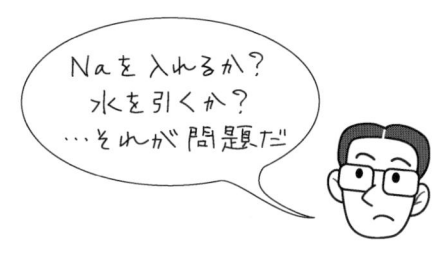

> Na を入れるか？
> 水を引くか？
> …それが問題だ

低 Na 血症の落とし穴

すでに Na 過剰状態で，かつ水過剰が Na 過剰を上回る場合，Na 濃度は低くなる（低 Na 血症が発生）．しかし，体内 Na の総量は多くなっていることが多い．この場合，体内水分量が増加しているので浮腫が発生している．この状態の最善の治療は，Na と水の両者の体外への排泄を，水の排泄を多めにして促進することである．

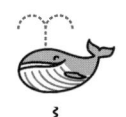

基本的に低 Na 血症をみたら，まず希釈性低 Na を疑う

1　低 Na 血症の診断手順

低 Na 血症をみたら，細胞外液量の評価を行う．言いかえると，体内水分量そのものが多いか，少ないかをまず診断する（図 9-3）．これには理学的所見を用いるので，症状が非常に大切である（第 5 章参照）．体内水分量が少なければ，図 9-2 の②である．体内水分量が多ければ，③か④である．浮腫があれば細胞外液量の増加はほぼ確実であるが，浮腫は通常，体液量が 2〜4 kg 以上過剰になると出現するので，たとえば 1.5 kg の体液量増加は理学的所見としては正常と判

断される．つまり軽度の水過剰は，低 Na 血症はあるが，浮腫は明らかでなく，かつ細胞外液量低下の所見も明らかでない状態といえる．

① 低 Na 血症を発見
② 細胞外液量の評価　←　←　←　理学所見がきわめて大切！
    a. 細胞外液量減少の所見（第 5 章参照）
       血圧低下・頻脈・頚部静脈虚脱，目の落ちくぼみ，舌のシワ，皮膚・粘膜の乾燥
    b. 細胞外液量増加の所見（第 5 章参照）
       浮腫
    c. 細胞外液量減少の所見なし＋細胞外液量増加の所見なし＝細胞外液量に変化なし
       ➡細胞外液量減少および増加の所見がともになければ，細胞外液量はほぼ正常と判断する．
③ 尿中 Na 濃度測定
    a. 腎不全→水が保持された状態．腎での Na 再吸収は低下した状態なので尿中 Na は高め
    b. 肝硬変・心不全・ネフローゼ→腎での Na 再吸収は亢進した

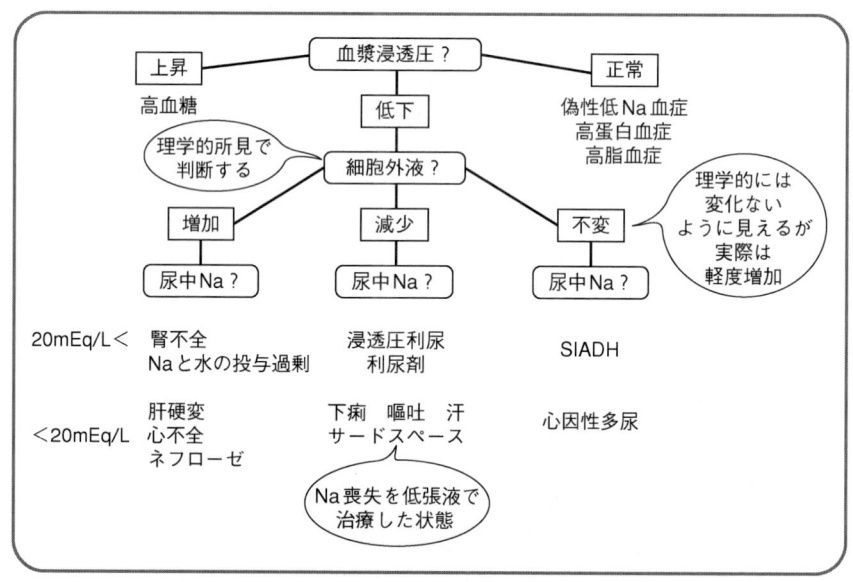

図 9-3　低 Na 血症の鑑別

　　　　　状態なので尿中 Na は低め
　　c. 浸透圧利尿・利尿剤→尿への Na 排出は高まっているが，水の排出はさらに高まっているので，水分投与がなければ高 Na 血症となる．臨床的には，利尿剤を使用する患者では輸液も同時に行われるが，浸透圧利尿・利尿剤投与中で尿量のでている患者に低張液を投与すると低 Na 血症が発生する．Na の喪失があるにもかかわらず低張液で治療した場合に発生する
　　d. 下痢・嘔吐・サードスペース→下痢・嘔吐は体外への Na と水の喪失を伴う．この喪失に対し，何も補充しないとすると Na 濃度は高くなる．この Na の喪失を低張液で補うと低 Na 血症が発生する（よくある）．これは，下痢をしていて消化管から Na を含む液が喪失しているのに，水・ソフトドリンク・ウーロン茶など Na を含まない水を飲むような状態である．サードスペース（第 6 章参照）では細胞外液と同じ濃度で水と Na が喪失する
　　e. 多飲→尿量増加し，尿中 Na 濃度は低下する
　　f. SIADH→低 Na 血症があるにもかかわらず ADH が出る状態．低 Na 血症であるが尿中 Na 排泄は 20 mEq/L 以上ある

　多飲と SIADH では「細胞外液量に変化がない」と書いてある本が多い．しかし実は，変化は少しあって，細胞外液量は軽度増加している．細胞外液量は増加しているが，浮腫が明らかになるほどではないので理学所見上細胞外液増加の所見を認めることができないという意味である．この細胞外液量に変化がないということは，Na の投与量と排泄量が等しくなっていて体内の総 Na 量に変化がないことを示している．

周術期の低 Na 血症

　痛み，嘔気，低酸素，血圧低下，薬剤，機能的細胞外液量減少は抗利尿ホルモンの産生・放出を刺激する．この状況に術後は当てはまるので，術後は ADH の増加がある．
　日常生活では，健常者なら飲水により血漿浸透圧が低下すると ADH は低下し尿量が増加する．しかし，術後はすでに ADH を上昇させる刺激が

> あるので，血漿浸透圧が低下しても，ADH が低下して尿量が増加するという反応が発動しにくい．

● 2 ● 明日の輸液方針（低 Na 血症患者で低浸透圧の患者）

a. 細胞外液増加と判断したとき（図 9-2④に対する治療）

　　　　Na と水の両者が，IN＜OUT となるようにする．そのためには，IN を投与制限で減らし，OUT を利尿剤などで増やす．
　　① 水と Na の投与制限を行う
　　　　Na：17〜51 mEq/日
　　　　水：1.0 L〜1.5 L/日
　　② 利尿剤を投与し水の排泄を促進する

b. 細胞外液量減少と判断したとき（図 9-2②に対する治療）

　　細胞外液の総量をまず増やす．
　　① 細胞外液補充液（酢酸リンゲル液，乳酸リンゲル液，生理食塩水）の投与

c. 細胞外液量が正常と考えられるとき（図 9-2③に対する治療）

　　　　低 Na 血症があり，かつ理学所見上，細胞外液量正常と判断されるときは，細胞外液の水分量が軽度に増加していると考えられる．
　　　　水が，IN＜OUT となるようにする．Na は，IN＝OUT を保つ．
　　① 水制限（水の総投与量を減らす）により水の IN を減らす
　　② 利尿剤投与により水の OUT を増やす．このとき，利尿により Na の喪失があるので，尿中に出た Na の同量を輸液する．厳密にするなら，2 時間おきに尿中 Na 排泄量を測定し，その同量を次の 2 時間で投与する．蓄尿を行い，1 日の Na 排泄量を測定し，翌日同量を投与する

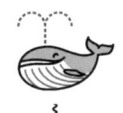

> 多ければ減らす
> 少なければ増やす

C. 高Na血症

　高Na血症は，Naが過剰にあるか，水欠乏が多いか，またはその両者が同時に発生したとき発生する．高Na血症をみたら，まず細胞外液量の評価を行う（第5章参照）．高Na血症があり，明らかに浮腫があれば細胞外液量は増加していると判断する．細胞外液量減少の所見があれば，水の喪失が腎経由か腎以外かを，それまでに出た尿量により判断する．尿量が減少していれば，消化管からの喪失，発熱による不感蒸泄の増加，サードスペースへの喪失などが考えられる．特に，体外への目に見える喪失（ドレーン，胃管，下痢）がない場合，サードスペースへの喪失に気づくことが大切である（図9-4）．尿量が増加している場合，利尿剤・浸透圧利尿によるのか，尿崩症なのかを尿浸透圧を測定して考える（図9-5）．

　Naが過剰にある場合，過剰な分のNaに水が伴うので水も自動的に多くなっている．したがって細胞外液量は多くなっている（図9-6の③）．これはどのような場合かというと，塩を多量になめて，のどが渇くので水を飲んだような状態である．もし塩をなめても水を飲まなかったら，細胞内から細胞外に水が出て，循環血液量が増加し，尿量が増加するので，結局体内水分量は減少することになり，④となる．

　水が欠乏している場合，図9-6の④，⑤，⑥であるが，細胞外液量が減少している．

1　治療

〈図9-6からみた治療方針の考えかた〉
　Naと水をそれぞれ正常化することを考える．

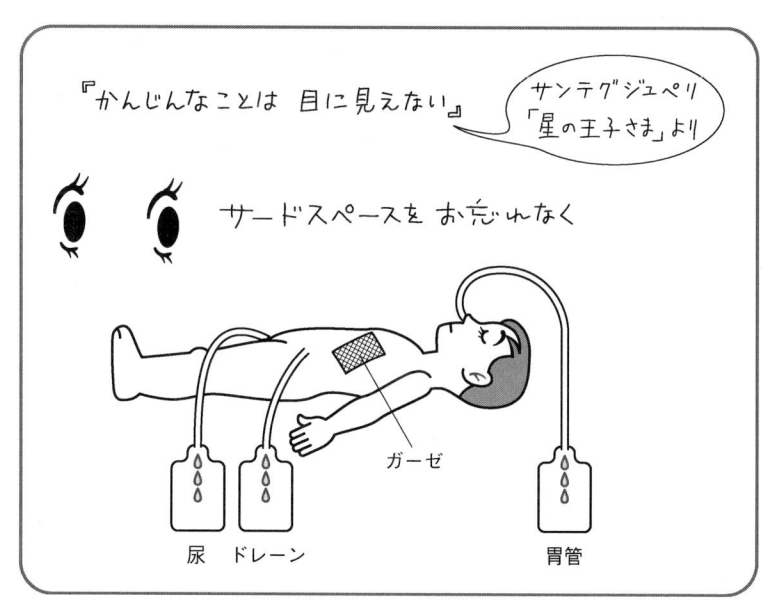

図 9-4 かんじんなことは目に見えない

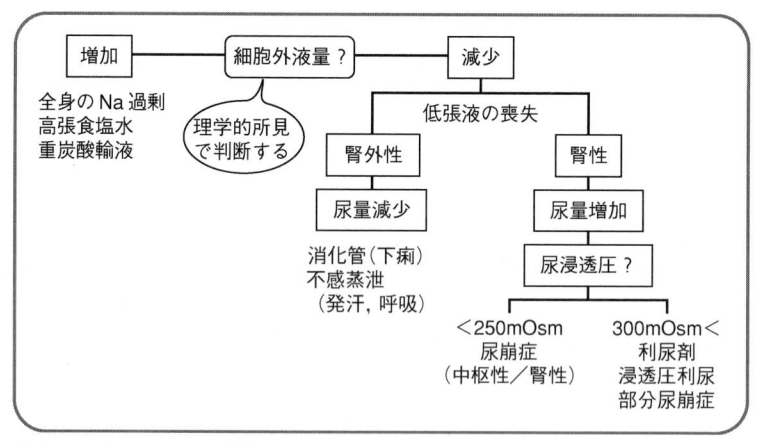

図 9-5 高 Na 血症の鑑別

- 水が欠乏していれば水を補う　④，⑤，⑥
- Na が欠乏していれば Na を補う　⑤
- Na が多ければ Na の排泄を促す，または Na 投与制限を行う
  ②，③，④

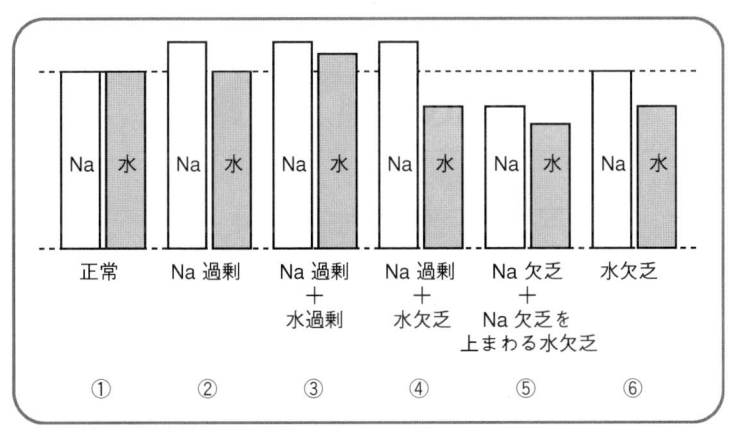

| Na | 水 | Na | 水 | Na | 水 | Na | 水 | Na | 水 | Na | 水 |

正常	Na過剰	Na過剰 ＋ 水過剰	Na過剰 ＋ 水欠乏	Na欠乏 ＋ Na欠乏を 上まわる水欠乏	水欠乏
①	②	③	④	⑤	⑥

図 9-6　高 Na 血症：Na・水バランス

- 水が過剰であれば，過剰な水を除去する　③

a. 細胞外液量が増加しているとき（③）

　自然に水と Na の排泄を待つ．利尿剤により Na の排泄を促進する．このとき水も排出されるが Na よりも多く排泄されるので，Na 濃度が高くなる可能性がある．そこで，出すぎた尿量に対して，5％ブドウ糖で水を補う．

b. 細胞外液量が減少しているとき

　細胞外液が減少していて，血圧低下，乏尿をきたしているようなときは，細胞外液補充液を追加投与し，まず循環血液量の回復を行う（この際，高 Na 血症があっても，Na が含まれている等張液，細胞外液補充液を投与する）．そのゴールは，血圧と尿量の回復である．
　血圧低下，乏尿を脱したら，水のみが欠乏している場合(④，⑥)，Na が含まれていないブドウ糖を追加投与する．④では同時に，Na の投与制限を行うか，Na の排出を促進する．Na と水が欠乏している場合（⑤），Na と水を追加投与する．追加投与とは，維持量に Na と水の追加分を加えることである．つまり，Na 濃度が維持液より高い製剤（1/2 生理食塩水，1 号液，乳酸／酢酸リンゲル液）を使用する．

第 10 章

術中輸液計算

A. 水分量の計算

1 出血量の補充を別にすると

〈例〉
術式：胃切除
患者：体重 60 kg，絶飲・絶食 12 時間
　　　手術時間 4 時間，麻酔時間 5 時間

術中輸液量は，①維持量，②欠乏量，③喪失量，④血管拡張分，の総和になる（図 10-1）．

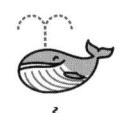

> 術中輸液量＝維持量＋欠乏量＋喪失量＋血管拡張分

① 維持量
　手術・麻酔の有無にかかわらず，生体の恒常性を維持するための必要量を維持量という．
　4-2-1 法（第 3 章 B 参照）により，体重 60 kg の人の維持量は 100 mL/時なので，麻酔中の維持量として 100×5 時間で 500 mL．

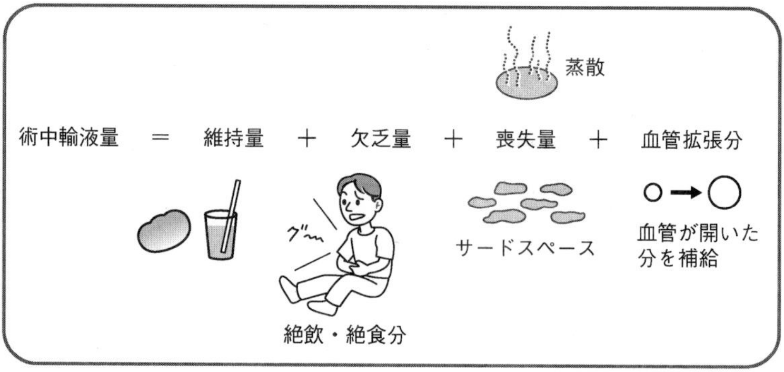

図 10-1 術中輸液量

② 欠乏量
絶飲・絶食による不足分を欠乏量という．12時間の絶飲・絶食により，12時間分の維持量が投与されていないので，この量が欠乏量となる．100×12時間で1200 mLの欠乏がある．

③ 喪失量
術野からの蒸発分：2 mL/kg/時として2×60×4＝480 mL．
サードスペース（第6章参照）への細胞外液の移行分：4 mL/kg/時（表10-1）として4×60×4＝960 mL．

④ 血管拡張分
麻酔により交感神経が抑制されるため血管が拡張する．このため相対的なハイポボレミア（第7章参照）となる．この血管拡張分（compensated extravascular expansion）として，体重あたり6 mLで6×60＝360 mLを追加する．これは酢酸リンゲル液または乳酸リンゲル液で補う．

> 水分量の合計：500＋1200＋480＋960＋360＝3500

表 10-1 サードスペースの目安

子宮摘出術	2 mL/kg/時
腸切除術	4〜6 mL/kg/時

[Miller RD Eds. et al: Crystalloids and colloids. Anesthesia 4th ed. Churchill Livingstone, New York, 1994 より引用改変]

2 出血量を輸液で補うと

　目安として，前述の術中輸液量に出血量×3の乳酸リンゲル液または酢酸リンゲル液を追加する．血漿量と組織間液の割合は1：3なので出血量の4倍量の細胞外液補充液を入れたらよいように思われるが，血管外から血管内への水の移動があるので，3倍と記載してある本が多い（第14章A参照）．ただし，この出血量の3倍という古典的な計算は，かなり大ざっぱな値であり絶対視しないほうがよい（第4章参照）．輸液に対する反応（血圧・脈拍数・尿量）をみて，量を調整する（第7章C参照）．

B．電解質量の計算

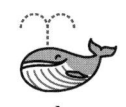

> 術中電解質量＝維持量＋欠乏量＋喪失量＋血管拡張分
> Na 維持量 1〜2 mEq/kg/日

　維持量として，Na 1〜2 mEq/kg/日，K 0.5〜1 mEq/kg/日に設定するのが一般的である．第3章で述べたように，Na量の計算は，1日の食塩摂取量が基本となっている．ただし，1日の食塩摂取量は3〜20 gと個人差があるので，設定量の違いにより投与量が異なってくる．

1 ナトリウム

　Naの維持量として1 mEq/kg/日に設定すると，体重60 kgの人ならば60 mEq/日となる（食塩量とすると3.5 g/日に相当）．2 mEq/kg/日に設定すると，120 mEq/日となる（食塩量とすると7.0 g/日に相当）．

a. **Na 維持量を 1 mEq/kg/日に設定の場合**（表 10–2）

体重 60 kg なので，Na 60 mEq/日
① 欠乏量
絶飲・絶食による不足分．12 時間の絶飲，絶食で 60 mEq×12/24 で，30 mEq の欠乏がある．
② 維持量
水分と同様に，手術・麻酔の有無にかかわらず必要と考えられる電解質量．
電解質の 5 時間の麻酔中の維持量として，60 mEq×5/24 で 12.5 mEq．
③ 喪失量
術野からの蒸発分とサードスペースへの移行分に含まれる電解質量．
術野からの蒸発分：電解質を含まないので 0 mEq．
サードスペース移行分：サードスペースに移行する液の電解質濃度は細胞外液中の電解質濃度と等しい．サードスペースに移行すると考えられる水分は 960 mL と計算される．そこで，細胞外液の Na 濃度 140 mEq/L として 140 mEq×0.96＝134 mEq．
④ 血管拡張分
血管拡張分を血漿と同じ電解質濃度で補うと，血管拡張分 6 mL/kg として 6×60＝360 mL なので，140 mEq×0.36＝50 mEq．

> Na の合計：欠乏量＋維持量＋喪失量＋血管拡張分
> ＝30＋12.5＋134＋50＝226.5 mEq

b. **Na 維持量を 2.0 mEq/kg/日に設定の場合**

体重 60 kg なので Na 120 mEq/日
① 欠乏量：120 mEq×12/24＝60 mEq
② 維持量：120 mEq×5/24＝25 mEq
③ 喪失量：前述，134 mEq
④ 血管拡張分　50 mEq

表 10-2 術中輸液計算の例

		水 (mL)	Na (mEq)	K (mEq)
欠乏量 (絶飲食不足分)		100×12=1200	60×12/24=30	30×12/24=15
麻酔中の維持量		100×5=500	60×5/24=12.5	30×5/24=6.3
術野からの蒸発	2〜4 mL/kg/時	2×60×4=480	0	0
術野への貯留 (サードスペース)	4〜6 mL/kg/時	4×60×4=960	140×0.96=134	4×0.96≒3.8
血管拡張分	6 mL/kg	6×60=360	140×0.36≒50	4×0.36≒1.4
組織からのK遊離	(0.2 mEq/kg)			−0.2×60=−12
麻酔導入から手術終了までの総量	計	3500	226.5	14.5
濃度			64.7 mEq/L	4.1 mEq/L

胃切除　体重：60 kg　絶飲食時間：12 時間　麻酔時間：5 時間　手術時間：4 時間
維持量：4×10+2×10+1×(60−20)=100 mL/時　K維持量：0.5 mEq/kg/日 (30 mEq/日)
Na維持量：1 mEq/kg/日 (60 mEq/日)

$$\text{合計}: 60 + 25 + 134 + 50 = 269 \text{ mEq}$$

2 カリウム

維持量を 0.5 mEq/kg/日とすると，体重 60 kg では 30 mEq/日

① 欠乏量　30 mEq×12/24＝15
② 維持量　30 mEq×5/24≒6.3
③ 喪失量　4 mEq×960/1000≒3.8
④ 血管拡張分　4 mEq×360/1000≒1.4

$$\text{合計}: 26.5 \text{ mEq}$$

手術による細胞破壊により，0.2 mEq/kg の内部供給があるので，26.5 mEq から 60 kg×0.2 mEq/kg＝12 mEq をひくと 14.5 mEq の K が投与量となる．

これらの電解質量を 3500 mL の必要水分量のなかに含めると，Na 濃度 64.7（Na 維持量 1 mEq/kg/日として計算）～76.9 mEq/L（Na 維持量 2 mEq/kg/日として計算），K 濃度 4.1 mEq/L の液を 3500 mL 輸液すればよいことになる（表 10–2）．

C．輸液の選択

1 自分で調製するとしたら

前述の患者では，手術終了までに，水 3500 mL, Na 226.5 mEq が入っていればよいことになる．これを単一濃度の電解質液で投与するなら，Na 濃度 64.7 mEq/L の液を 3500 mL 輸液すればよいことになる（実際問題として，病院で調整するのは現実的ではない．図 10–2）．

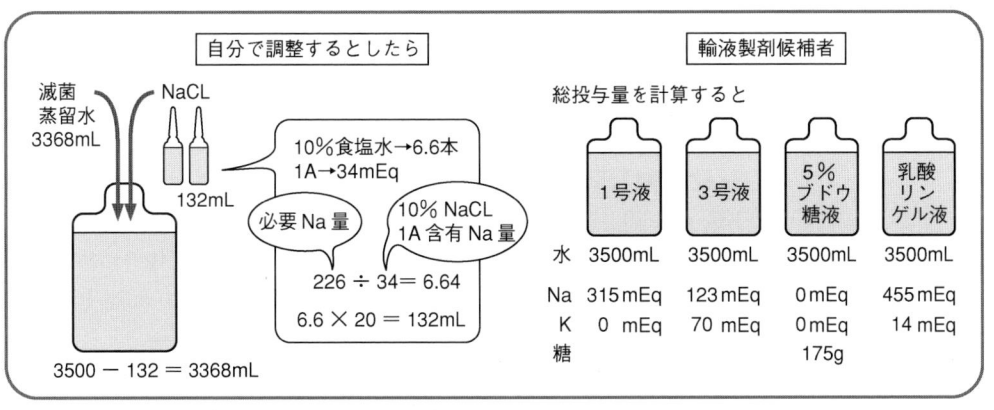

図 10-2 輸液剤の選択（まとめていく場合）

● 2 ● 輸液製剤で選ぶとしたら（まとめて一製剤でいくとしたら）

a. 開始液（1号液）

Na 濃度 65 mEq/L に近い製剤は，ソリタ-T1 号®（Na: 90 mEq/L）などである（第 14 章 C 参照）．ソリタ-T1 号®を 3500 mL 輸液しても間違いはない．

フィジオ 70®という製剤は，Na 濃度 70 mEq/L である．フィジオ 70®を 3500 mL 輸液してもよい．フィジオ 70®は K を 4 mEq/L 含むので，4×3.5＝14.0 mEq の K 投与となり，計算量が投与できる．

b. 維持液（3号液）

3号液（Na: 35 mEq/L）（第 14 章 B 参照）を 3500 mL 輸液した場合，Na 投与量は 122.5 mEq となり Na の必要量に達していない．K 投与量が多くなるので，術中に尿量が減少した場合，高 K 血症が発生する可能性があるので不適当．

c. 5％ブドウ糖

ブドウ糖液は，ブドウ糖が代謝されると水のみを投与したのと同じことになる．3500 mL のブドウ糖液を投与したら，浸透圧が低下し細胞内浮腫が発生するであろう．

d. 細胞外液補充液（乳酸リンゲル液/酢酸リンゲル液）

乳酸リンゲル液または酢酸リンゲル液(第14章A参照)を3500 mL投与したとすると，Na投与量は455 mEq．必要量は226 mEqなので，Na投与量は229 mEq多くなる．この多い分のNaは，食塩にすると13.5 g（229÷17＝13.5）に相当する．つまり，食塩を通常より多く摂取した状態と考えればよい．このNaは術後何日かで体外に排出されることになるであろう．Kについては，4×3.5＝14.0 mEqとなり，計算どおりの量が投与される．

● 3 ● 臨床現場では

実際の臨床現場では，乳酸リンゲル液や酢酸リンゲル液を3500 mL使用することが多い．これは，出血で喪失する液が細胞外液のNa濃度（140 mEq/L）に等しいことを考慮したためである．理論的に考えるとNa投与量が多いが，肝・腎機能が正常ならば，余分なNaは最終的に排泄されるので，乳酸リンゲル液や酢酸リンゲル液ひと筋でいく施設は多い．1種類の輸液製剤のみで済ますことは，煩雑さがないという点で有利である．ソリタ-T1号®はKを含まないため，Kを補給する必要がある．その点，フィジオ70®はKを含み，Na濃度も70 mEqであり，本患者の必要量に近い量を投与できる．フィジオ70®を使用することがNa量から考えると理論的には最適と考えられるが，糖の投与量に注意する必要がある．

フィジオ70®は2.5％の糖を含む．糖の投与速度は0.25 g/kg/時以下が望ましい．本患者では5時間の麻酔中に3500 mLを投与するので，700 mL/時の投与になり，17.5 g/時の糖が投与されることになり糖投与量が多くなるので，血糖を測定しつつ使用する．

● 4 ● 複数の輸液剤の組み合わせ

維持量・欠乏量・喪失量・血管拡張分に対し，それぞれ最も組成の近い輸液製剤を選択し(図10-3)，その量を投与する(第14章参照)．
① 維持量＋欠乏量（絶飲・絶食分）：
　維持液（3号液）　500＋1200＝1700 mL

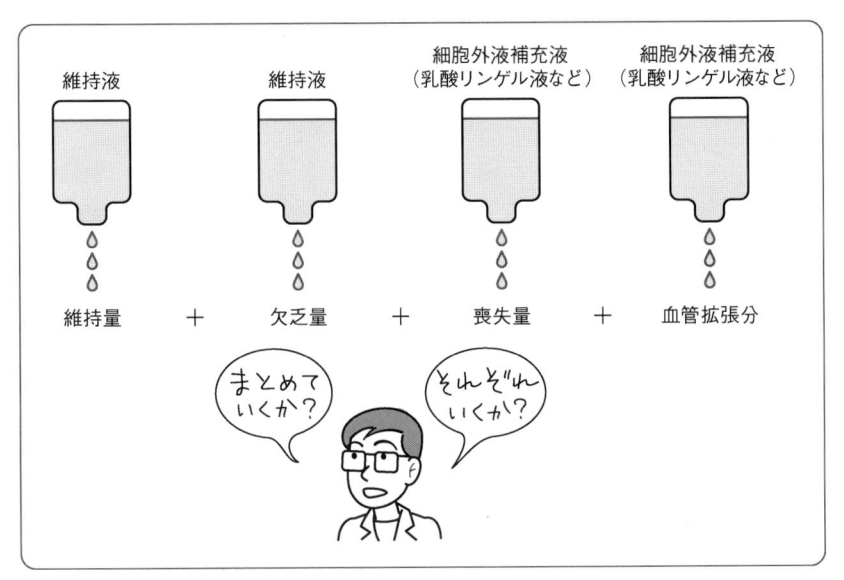

図 10-3　輸液剤の選択（それぞれいく場合）

② 喪失量：
　5%ブドウ糖 480 mL（術野からの蒸発分）
　乳酸リンゲル液 960 mL（サードスペースへの移行分）
③ 血管拡張分：
　乳酸リンゲル液 360 mL

> 合計
> 　　　維持液：1700 mL
> 　　　5%ブドウ糖液：480 mL
> 　　　乳酸リンゲル液：1320 mL

a. 維持量・欠乏量（絶飲・絶食分）を維持液で補う ─────────

　もし，維持液としてソリタ-T3号®（Na 35 mEq/L, K 20 mEq/L）を選択したとすると，Na投与量は $35 \times 1.7 = 59.5$ mEq となり，Naの維持量を 1 mEq/kg/日として計算した場合の必要量（42.5 mEq）と Na の維持量を 2 mEq/kg/日として計算した場合の必要量（85.0 mEq）の中間の値となる．つまり，ソリタ-T3号®を選択すれば，維持量としての Na が 1〜2 mEq/kg/日の範囲で適正に投与されること

C. 輸液の選択

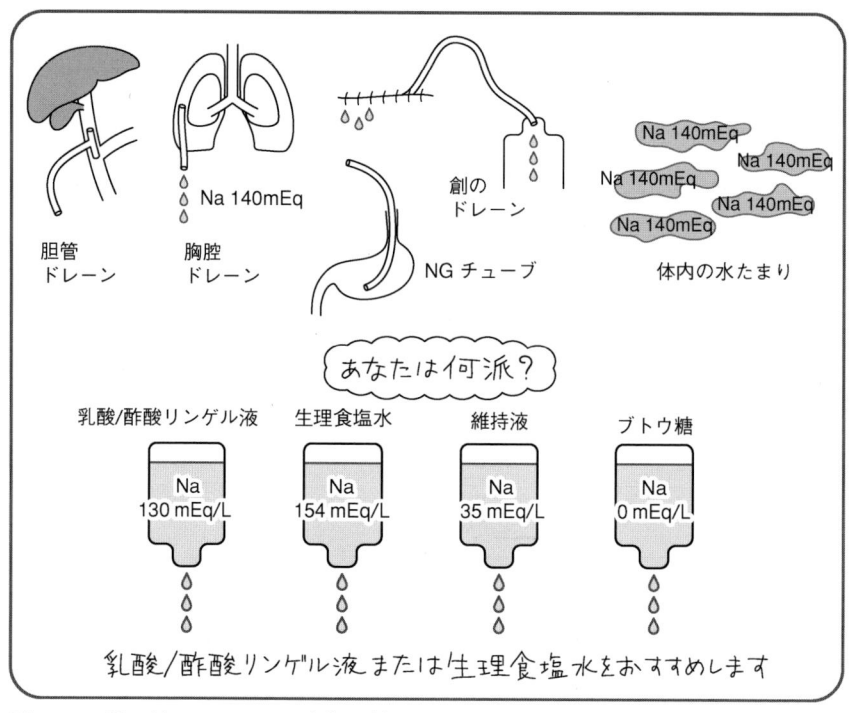

図10-4 サードスペースへの喪失を補う

になる.
　同時にKは20×1.7＝34 mEq投与されることになるが，前述の計算ではKは14.5 mEqとなっているので，ソリタ–T3号®を使用して維持量と欠乏量を補うとK濃度投与量が多くなる．術中は尿量が減少することもあるため，必要計算量より多量のK投与は避けたほうがよい．したがって，実際にソリタ–T3号®を計算された1700 mL投与することはほとんどない．

b. **喪失量を細胞外液補充液で補う**

　サードスペースへの移行分に含まれるNa濃度は，細胞外液のNa濃度に等しいと考えて，生理食塩水や乳酸/酢酸リンゲル液などの細胞外液補充液で補うことができる（図10-4）．ただし，消化管液の喪失に対しては，正確を期するとその消化液のNa濃度でNa喪失量を計算するべきであるが，サードスペースと同様に細胞外液補充液で補

表 10-3　消化液の電解質組成

	Na (mEq/L)	K (mEq/L)	Cl (mEq/L)	量（成人）(mL/日)
唾　液	10～15	0～10	10～20	1500
胃　液	20～120 正酸：70	5～25 10	90～160 100	2500
胆　汁	120～160	3～12	70～130	500
膵　液	110～160	4～15	30～80	700
十二指腸	20～140	3～30	30～120	
小　腸	85～150	2～8	45～125	3000（ただし小腸液のみ）

［越川昭三ほか：輸液療法小事典，p163，永井書店，大阪，1988 より引用改変］

表 10-4　消化液の電解質濃度の覚えかた

	Na (mEq/L)	K (mEq/L)
胃　液	70	10
胆　汁	140	5
腸　液	110	5

①胆汁は血漿と同じ
②胃液は H^+ が多いので Na^+ が少なくなって胆汁の半分の 70 mEq．
　K^+ は少し多くなって 10 mEq/L と覚える
③腸液は Na が 110（アメリカのレジデントは「ワンテン」と覚えるらしい），K^+ は胆汁と同じ 5 mEq/L

［川原田嘉文先生（三重大学名誉教授）の講義より］

うことが多い（表 10-3，表 10-4）．

c．血管拡張分を細胞外液補充液で補う

　血管が拡張し相対的に循環血液量が低下した状態なので，血漿（血管外細胞外液）に近い Na 濃度である生理食塩水や乳酸/酢酸リンゲル液などの細胞外液補充液で補う．同様に，脱水状態が強く細胞外液量（血管内）が減少している場合は，血管内の欠乏量として血漿に近い Na 濃度の液を使用する．

第 11 章

漏れやすい血管と輸液

A．アルブミンが漏れる

　漏れやすいとは，血管透過性が亢進している状態である．セプシスが代表的疾患である．水・電解質は自由に毛細血管壁（血管内皮細胞からなる）を通過できる．水・電解質は分子量が小さく，一分子の大きさも小さい．小さい分子は，毛細血管壁の小孔を通過できる．一方，アルブミンは分子量が大きく，一分子の大きさが大きい．水の分子量は18で，Naは23，アルブミンは69000である．正常ではアルブミンのサイズは毛細血管壁の小孔より大きいので，毛細血管壁を自由に通過することはできない（図11-1）．セプシスでは，毛細血管壁の小孔の大きさが大きくなり，正常では毛細血管壁を通過できないサイズの粒子が血管外へ漏れるようになる．この状態を「血管透過性の亢進した状態」という（図11-2）．

　毛細血管壁の小孔のサイズはさまざまで一定ではなく，正常でもアルブミンが通過できるサイズの穴がわずかに存在しているが，非常に少ないので事実上アルブミンは血管内にとどまる割合が高い．1時間に約5％のアルブミンが血管外に出てリンパ管を通じて再度血中に戻り，血液と組織間質との間での平衡を保っている．血管透過性が高まった状態では，大きいサイズの孔が増加していて，アルブミンが漏れやすくなっているということである．

　毛細血管の透過性が亢進した状態では，アルブミンが血管外へ漏れるので，血漿アルブミン濃度が低下し，膠質浸透圧が低下するため血

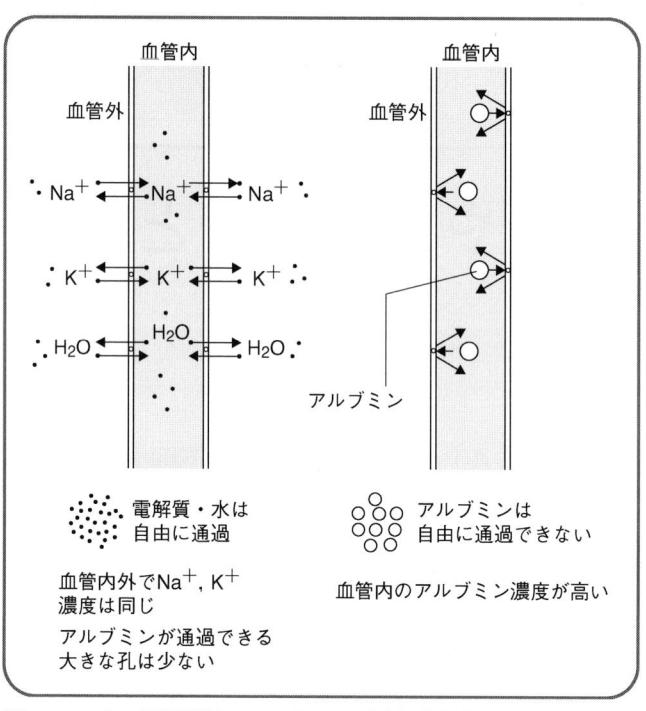

図 11-1 水・電解質とアルブミンの血管透過性

管内の液量が減少し，循環血液量が減少した状態（ハイポボレミア）となる（第7章参照）．

体内のアルブミン

体内には，4.5〜5.0 g/kg のアルブミンの貯蔵があり，1/3 は血管内に，2/3 は血管外に存在している．
たとえば体重 50 kg とすると，
体重の8％が血液量とされているので血液量は ………… $50 \times 0.08 = 4$ L
ヘマトクリットが40％とすると血漿量は， …………… $4 L \times 0.6 = 2.4$ L
血漿アルブミン濃度 4.0 g/dL とすると，血中アルブミン総量は，
……………………………………………………………… $4.0 \times 2.4 \times 10 = 96$ g

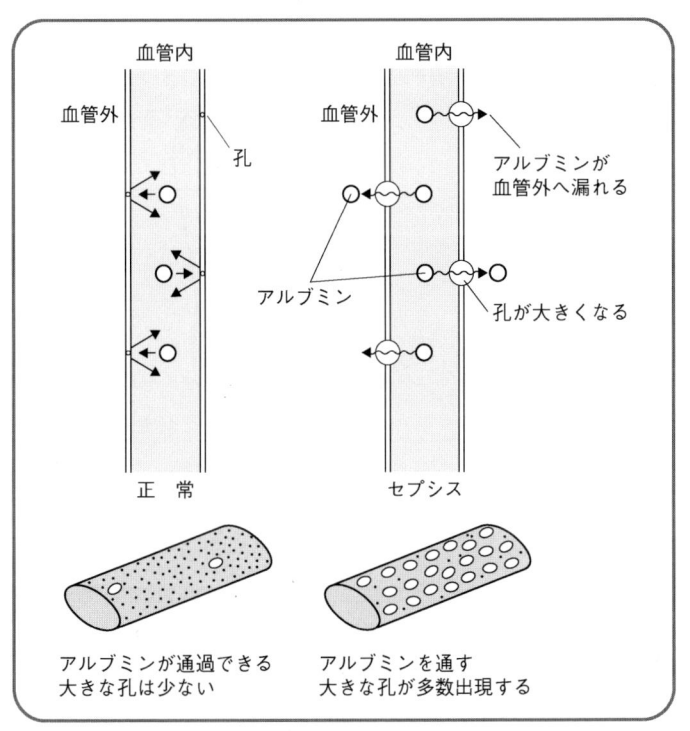

図 11-2　セプシスでの血管壁の変化

　　5.0 g/kg の貯蔵があるとすると総貯蔵量は……………… 5.0×50＝250 g
　　血管内に存在する量の総貯蔵量に対する割合は…96/250×100＝38.4%
　　　　　　　　　　　　　　　　　　　　　　　　　　（約 1/3）

　血管外のアルブミンの備蓄が 2/3 として，体重 50 kg なら，50×5×2/3＝167 g の蓄えがある（図 11-3）．

　出血時に，この貯蔵量から供給を受けて血中アルブミン濃度を 3 g/dL を維持しようとすると，アルブミンを含まない液で補ったとして，167÷3≒55.6 dL≒5.6 L まで投与可能ということになる．実際 5 L の出血に対し，アルブミン製剤を使用せずに MAP 血と電解質液のみを投与した場合でも，アルブミン濃度は低いながらも維持され，ゼロにはならない．

A．アルブミンが漏れる

リンパ管

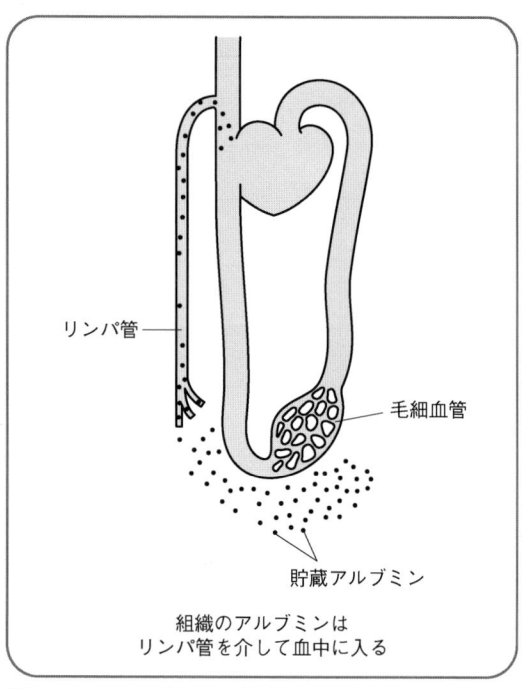

毛細血管

貯蔵アルブミン

組織のアルブミンは
リンパ管を介して血中に入る

図 11-3　アルブミンの補給

B．血管透過性亢進の診断

　血管透過性の亢進は，膠質浸透圧が低下する疾患（ネフローゼ）と液貯留を伴う疾患（心不全・腎不全・肝不全）をまず除外する．
　セプシスでは臓器の毛細血管透過性が亢進する．皮膚の浮腫がないからといって，主要臓器の浮腫がないと考えてはいけない．肝臓，心臓，大腸，腎臓の毛細血管透過性が亢進し，臓器の浮腫が発生していると考えてよい．
　正確な診断を初期につけることは，今も昔も，おそらく今後も難しい．しかし，血管透過性が亢進しているのではないかという疑いの目で診ることが必要である．まず，心不全・腎不全を除外する．次に，

ハイポボレミアの所見があり，かつ浮腫があれば，かなり疑わしい（図11-4）．輸液をしても循環血液量が増加した所見がなく，浮腫が強くなれば，血管透過性の亢進はほぼ確実である．つまり，輸液をしても，ハイポボレミア（循環血液量減少）の所見（第7章参照）が改善せず持続する状態といえる．

入れても入れても尿は増えず，血圧は上がらず，浮腫が強くなる…？

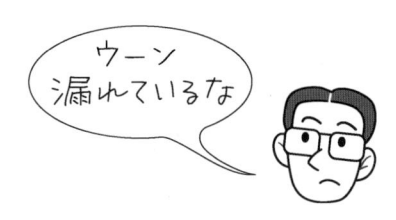

> ウーン
> 漏れているな

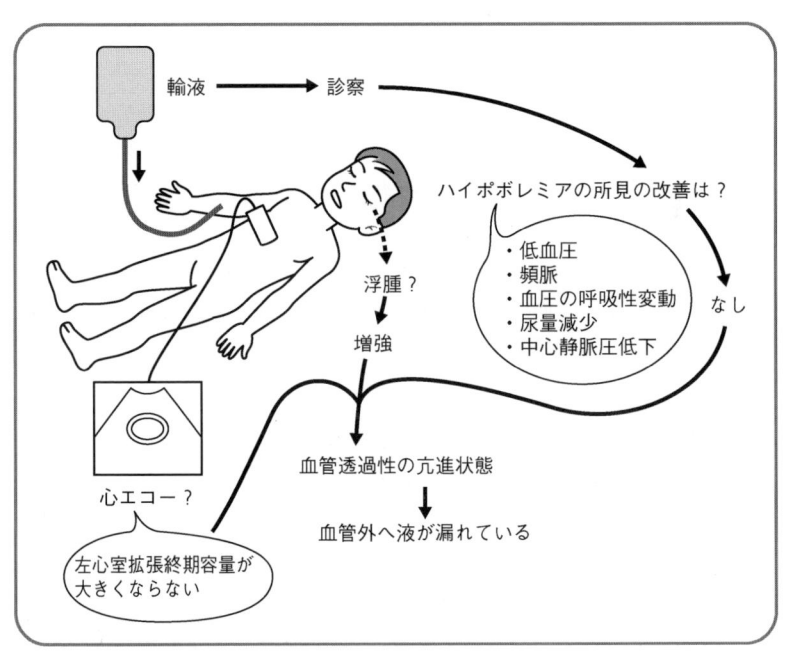

図 11-4　血管透過性亢進の診断のポイント

C．セプシス患者の循環動態

末梢血管が拡張し，末梢血管抵抗が低下する．
　　　末梢血管抵抗：低下……………………末梢血管が拡張
　　　左心室駆出率：低下……………………心収縮力の低下
　　左心室拡張終期容積：低下……………………循環血液量低下
　　　心拍数：増加
　左心室駆出率は正常では60％以上であるが，セプシスでは50％前後から以下に低下している．

1　感染性ショック（輸液前）

　血管透過性の亢進により血管内から血管外へ水の移動が発生し，循環血液量が減少している．循環血液量が減少するので，一回拍出量は減少する．一方，心拍数が増加するので，心拍出量は増加するか，変化なしであることが多い．末梢血管抵抗の低下が強いので，心拍出量が増加しても，結果として，血圧は低下することが多い．循環血液量減少による絶対的なハイポボレミアに，血管拡張による相対的なハイポボレミアが同時に重なった状態である．

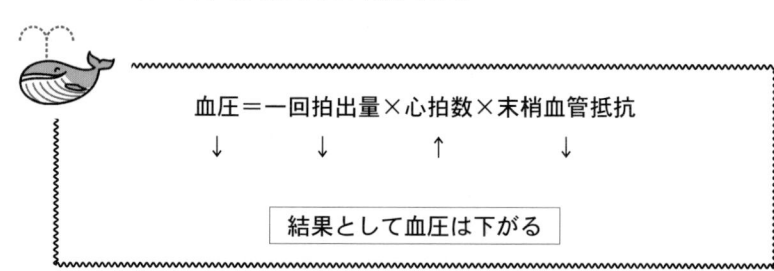

$$血圧＝一回拍出量×心拍数×末梢血管抵抗$$
$$\downarrow\quad\quad\downarrow\quad\quad\uparrow\quad\quad\downarrow$$

結果として血圧は下がる

2　感染性ショック（輸液後）

　循環血液量を増加させるため，輸液を行う．輸液を行っても，左心室拡張終期容量が増加しない患者は予後が悪い．セプシスでは循環血

液量減少が強いため，心機能抑制があるにもかかわらず左心室拡張終期容量は正常に比して低下している．輸液をしても左心室拡張終期容量が増加しないということは，血管内に輸液された液が血管内にとどまらず血管外へ漏れ続けていることを示している．これは，透過性亢進の程度が強い状態であることを意味する．

3 何を入れるか？

晶質液を入れるか，膠質液を入れるかについては，40年以上論争が続いており，どちらかが明らかに予後をよくするという結論はでていない．特定の疾患を除いて，どちらを選択しても予後に影響はない．しかし，それぞれの特徴を知っておくことが必要である（図11-5）．

いずれの液を用いるにしても，適正な一回拍出量をもたらす血漿量を維持するために，反応をみながら段階的な輸液負荷を行う．感染性ショックでは，5〜15分で，250〜1000 mLの晶質液をハイポボレミアの症状が消失するまで繰り返し投与する．肺うっ血の所見（呼吸音でクラックルの出現，パルスオキシメータの低下．第15章参照）が出現したら，輸液負荷は中止する．

● 晶質液と膠質液

晶質液：水に電解質が溶解している液
膠質液：水にコロイドが溶けている液
コロイドとは，アルブミン，デキストラン，ヒドロキシスターチ（HES）などの総称．分子量が電解質の数千倍以上でサイズが大きい．正常な血管壁にはこれを通すことのできるサイズの孔が少なく，血管外へ漏れるコロイドの量は少ない．セプシス・熱傷・炎症の存在により，コロイドを通過させることのできる孔の数が激増し，血管外にコロイドが漏れるようになる（図11-2）．

以下は，晶質液派と膠質液派のやりとりです．
膠　「私がコロイドを使用する理由は，同量の血漿量増加をもたらすのに，膠質液は晶質液の1/3以下で済むことと，浮腫の発生が少ないということです」

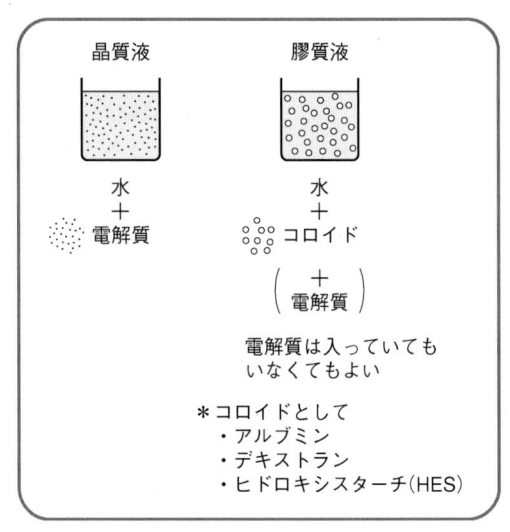

```
        晶質液        膠質液
         ┌─┐          ┌─┐
         │ │          │○│
         │ │          │○│
         └─┘          └─┘
          水           水
          ＋           ＋
         電解質        コロイド
                      ＋
                     (電解質)

                    電解質は入っていても
                    いなくてもよい

                  ＊コロイドとして
                   ・アルブミン
                   ・デキストラン
                   ・ヒドロキシスターチ(HES)
```

図 11-5　晶質液と膠質液

晶 「浮腫の発生は，なにか問題となるのでしょうか」

膠 「浮腫が強いと創傷治癒が遅れ，褥瘡のある人では治りが悪くなります．また，組織の浮腫があると細胞への酸素供給が悪くなる可能性があります」

晶 「それは程度の問題で，少しの浮腫ならなんら問題を起こしません．たとえば，健康な青年の骨折や熱傷に大量の晶質液のみで対処し，浮腫が発生しても，いずれ尿に排出され問題となりません．一方，老人で褥瘡がある場合，浮腫はよくないでしょうね．量が少なくて済むというのは，どういう点がよいのですか？」

膠 「急激な血漿量の低下により，重症で急性のショックが発症した患者では，早急に循環血液量の改善を図る必要があります．コロイドは必要量が少ないので，早く目的量を投与できます」

晶 「時間的余裕があれば，晶質液のみでも対処できるということですか？」

膠 「まあ，そういうことです」

晶 「コロイドは腎障害を起こすと聞きましたが？」

膠 「現在日本で使用されているコロイド溶液では，腎障害を起こすことは事実上ありません．ヘスパンダー®の分子量は7万であります．外

国で腎障害が指摘されているのは分子量 45 万の製剤です」

晶 「出血傾向の出現についてはいかがですか？」

膠 「もともと出血傾向のある患者では，注意したほうがよろしい」

晶 「コロイドの中でも，ヘスパンダー®とアルブミンの違いは何ですか？」

膠 「ヘスパンダー®の添付文書では 1000 mL/回となっています．何回まで投与可能かはハッキリとしていませんが，7000 mL くらいの投与例が報告されています．アルブミン製剤は使用量の制限がありません」

晶 「ほかには？」

膠 「肝硬変患者では，アルブミン使用により予後が改善したという報告があります．ただ，アルブミン製剤では今後，未知の感染症があるかもしれません．また，Na 濃度が違っていて，ヘスパンダー®は 105 mEq/L ですがアルブミン製剤は 145 mEq/L くらいです．」

晶 「毛細血管透過性の亢進している人にコロイドを投与したとき，透過性が正常な人と同じ効果が期待できるでしょうか？」

膠 「いいえ．透過性が亢進している状態では，血管内に投与されたコロイドが，毛細血管壁に新たにできた孔を通過して血管外に漏れますので，血管内にとどまる量が少なくなります」

晶 「とすると，浮腫のほうは？」

膠 「強くなる可能性があります．つまり，組織間質にでたコロイドにより組織間質の膠質浸透圧が上昇するため，血管内から血管外へ水を引くことになります」

晶 「かえって浮腫が増強するということもあり得ると？　病態による違いはありますか？」

膠 「間質の液はリンパ流により血中に戻るのですが，外傷の人はリンパ流が亢進していて，セプシス患者ではリンパ流が抑制されています．ですからセプシス患者では，浮腫の軽減に時間がかかる可能性があります」

晶 「とすると，セプシス患者には投与しないほうがよいということになりませんか？」

膠 「いいえ．感染性ショックの初期治療にアルブミン製剤と電解質液で予後に差があるということはありません．しいて言うなら，ショッ

クを離脱するためにコロイドのほうが少量で早く済むかもしれないということです」

晶　「晶質液は，お値段が安い点が評価されていて，欧米ではこの点が重視されています」

第 12 章

外科侵襲と水の動き

　外科系輸液の特徴は，外傷（手術自体がコントロールされた外傷である）により発生した，サードスペース（第6章参照）や出血を補うための細胞外液補充液（第4章参照）の使いかたにある．つまり，体内での非機能的細胞外液の出現と消退に合わせて，輸液量の増減を腎不全（第8章参照）や肺水腫（第15章参照）が発生しないように行うことである．本章では，この非機能的細胞外液の出現と消退の時間経過について考えてみる．

A．術後数日の尿量に注目

　術中に輸液量に比し尿量が少ない患者では，通常，術後数日以内に尿量が増加する．このような患者では，術中に，サードスペースへの液貯留と細胞外液補充液の血管外細胞外液への移行により，体内水分量が増加している．

1　サードスペースへの液貯留

　外科侵襲・外傷により，組織の損傷が発生すると，当該部の浮腫が発生する．この局所の浮腫はサードスペースという概念で説明されている．サードスペースに貯留した液は血漿との自由な交通が絶たれていて，そこにしばらくとどまる．この液を，非機能的細胞外液とよんでいる（第6章参照）．

● 2 　細胞外液補充液の血管外細胞外液への移行

　　出血やサードスペースへの液喪失に対し，細胞外液補充液を輸液する．細胞外液補充液を選択する理由は，その電解質組成が出血やサードスペースへの喪失液の電解質濃度にほぼ等しいからである．「失われた液と同じ組成の液を補う」という考えかたである．
　　出血とサードスペース移行により循環血漿量は減少する．細胞外液補充液の輸液により，この循環血漿量減少量を補い循環血漿量が正常化されればよい．しかし，輸液された細胞外液補充液は血管内と血管外の細胞外液に分布し，血漿のみにとどまるわけではないので，結果として血管外細胞外液量も増加する（第4章B参照）．この血管外細胞外液は，皮下や各臓器の組織間液である．視診・触診で診察できるのは，皮下・眼である（第5章C参照）．画像を使えば，胸腔・腹腔内臓器の水分貯留がわかることもある．

> 外科系輸液の真髄は，細胞外液補充にあり

B．バランス物語

● 1 　術中輸液バランス：水の貯留

　　手術中の輸液については，第10章で述べているが，①術前絶食・絶飲分の補充，②術中の維持量補充は必須である．これらに加えて，③麻酔により拡張した血管に対しての液補充，④手術で発生したサードスペースへの移行分の補充，⑤出血量に対する補充，を行う．③・④・⑤に対して，細胞外液に近いNa濃度の輸液製剤（細胞外液補充液）を使用する．細胞外液補充液は，血管内と血管外の両者の細胞外液に分配される．つまり，細胞外液補充液を静脈内投与しても一部は

血管外に移行するので，出血量を電解質液で補充するには，出血量よりも多い量が必要となる．また，外科侵襲により，抗利尿ホルモン（ADH）やアルドステロンのような水やNaを体内に保持するホルモンの分泌が亢進している．こうした理由で，手術中の輸液バランスはIN＞OUTとなっているのが普通である．IN＞OUTなので，体内の水分量の総和は増加している．しかし，循環血液量は必ずしも多くなっているわけではなく，増加した水分は血漿（血管内細胞外液）よりも血管外細胞外液に分布している．血管外の細胞外液として，機能的細胞外液と非機能的細胞外液（サードスペースへの移行分）がある．

外科侵襲を受けた患者は，細胞外液補充液の輸液を受ける．循環血漿量が維持できる輸液量が投与されたとすると，患者は健常時に比し，サードスペースの液量と，全身の血管外細胞外液量が増加している．サードスペースの液は非機能的細胞外液で，輸液により増量した血管外細胞外液は全身の組織間質の機能的細胞外液である．

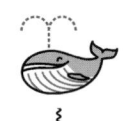

> 機能的細胞外液＝血漿＋全身の組織間液（術野を除く）

2 体内から体外へ：水の排出

体内に余分に貯留した液はやがて，体外に排出される．バランスとは，輸液量（IN）と排泄量（OUT）（尿・ドレーン・胃管からの排液の総和）の差（INマイナスOUT）である．現場では，INが多いときをINバランス，OUTが多いときをOUTバランスと表現することが多い．

a. サードスペースからの戻り

サードスペースへの水の移行は，手術中から始まり，手術後も続く．この時期の体内総水分量は増加している．手術後どれくらいの期間，サードスペースへの移行が持続するかは，患者個人・手術手技・術者によって異なり，明確な数字をだすことは難しい．一般的に，48～72時間まで持続するとされているが，サードスペースがまったく出現しない場合や24時間以内にサードスペースへの移行が停止す

る患者もいる．この時期の水分のINとOUTのバランスはINが多くなる．つまり，老廃物を排出するための適正尿量（1000～1500 mL）（第3章A.5参照）を得るために，通常の維持量より多くの輸液量が必要となる．

b. **全身の血管外細胞外液の血管内への移動**

　細胞外液補充液を輸液すると，正常状態で血管外細胞外にも移行し，血管外細胞外液が増加する．この増加した細胞外液は機能的細胞外液であり，再び血管内に戻り，尿として排泄される．この細胞外液の血管内への戻りは，サードスペースに移行した液に比べると速やかであるといえる．ただし，手術侵襲や外傷の程度が広範で重症な場合，全身血管の透過性が正常に比し亢進する傾向がでてくる（これは，各種サイトカインやアラキドン酸代謝産物の血中濃度が上昇する事実から，血管透過性を高める物質が増加するためと考えられている）．このような状態で増加した細胞外液量はおそらく，一部非機能的細胞外液となっている．ただし，周術期に全身血管透過性が亢進するといっても，セプシスほどではなく，血管透過性がやや高まっていることがあるということである．

　血管透過性が正常であれば，増加した細胞外液は血管内に戻りやすく，術直後から尿量が増加する．つまり，侵襲が小さい手術でサードスペースの出現がなかったような手術では，術中輸液が多かったとしたら，術直後からOUTバランスとなる（図12-1）．

C. 輸液バランスの推移を追う

　INバランスの後，急激にOUTバランスとなるか，IN≒OUTバランスの時期が短期間（数時間から2日程度）あった後，OUTバランスとなる．手術中の輸液量が尿量に比し多い患者では，術後OUTバランスになる時期が必ず存在する．この時期を利尿期と表現する人が多い．術後患者では，いつ利尿期に入ったかを見きわめる（図12-1）．

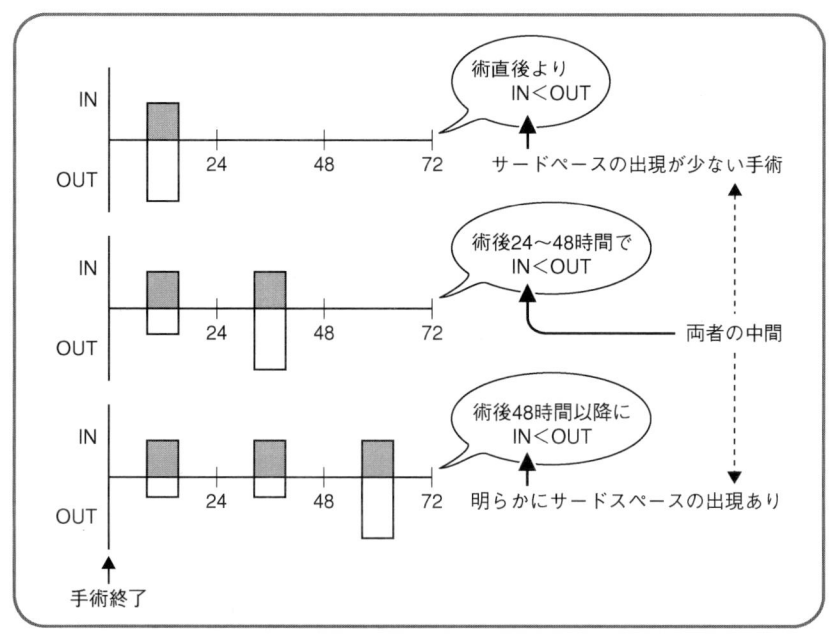

図 12-1 同じ量を輸液しても OUT が違う

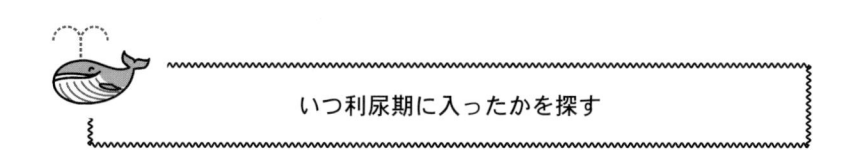

> いつ利尿期に入ったかを探す

　利尿期に入ったということは，循環血漿量が増加していることを間接的に示している．この時期に腎が十分に水を排泄できないと，肺水腫（第15章参照）が発生する危険が高くなる．この時期の対策として，輸液制限と利尿剤の使用を行う必要を考える．
　非機能的細胞外液（サードスペース）が発生する状況は，熱傷，捻挫・打撲傷，外科手術，外傷，虚血再灌流である．いったん出現したサードスペースの液が血管内に戻るのは，通常，受傷後48〜72時間後からであるとされている．
　たとえば，月曜昼に熱傷により入院し尿量を維持するための輸液を行ったとすると，月曜日の深夜から火曜日の朝までは透過性が亢進するので血管外への浸出が激しく，尿量を維持するには大量の輸液を必

要とし，輸液量は尿量に比べ非常に多く，INバランスである．

　火曜日になると尿量を維持するための輸液量はやや減少し，輸液量と尿量の差はやや少なくなるが，依然INバランスである．

　水曜日の昼過ぎぐらいから尿量が増加しはじめ，木曜日は終日尿量が多くなる．輸液量と尿量の差は，尿量が多くなりOUTバランスとなる．尿量が増加するにつれて，浮腫が軽減してくる．

> 月曜日に手術 ➡ 水曜日の午後から木曜日にかけて尿量が増える

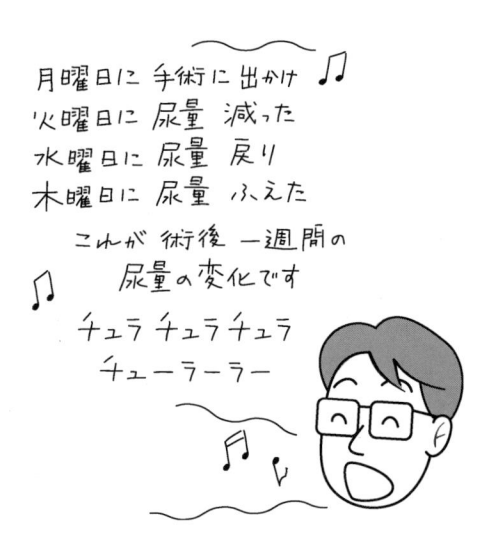

　Shoemakerの図（図12-2）によると，月曜日に手術したとすると，火曜日（術後1日）は終日サードスペースに水が貯留するためINが多くなり，水曜日（術後2日）はINとOUTが等しくなり，木曜日（術後3日）からOUTが多くなり，利尿期に入っている．

月曜日に手術に出かけ ♬
火曜日に尿量 減った
水曜日に尿量 戻り
木曜日に尿量 ふえた
　これが術後一週間の
♩　　尿量の変化です
チュラ チュラ チュラ
　チューラーラー

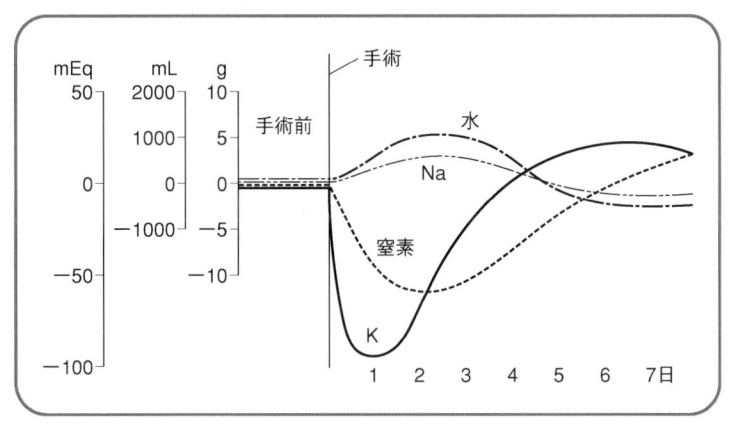

図 12-2 Shoemaker の水，電解質，窒素バランス
［越川昭三ほか：輸液療法小事典，p351，永井書店，大阪，1988 より引用］

D．麻酔・鎮痛・鎮静に注意

周術期には，痛みなどに対して，鎮痛剤・鎮静剤などが投与されることが多い．

1　麻酔導入直後

麻酔薬・鎮痛剤・鎮静剤の投与により交感神経系が抑制され，血管拡張が発生すると，相対的なハイポボレミアが発生する．これは，全身麻酔導入直後によくみられる．

2　術後

ハイポボレミアが存在するが，代償的に血管が収縮していて血管床と循環血液量がつり合っているときに鎮痛剤や鎮静剤を投与すると，代償的に緊張していた交感神経が抑制されハイポボレミアが顕在化する（図 12-3）．これは，術後回復室や ICU でよく遭遇する血圧低下

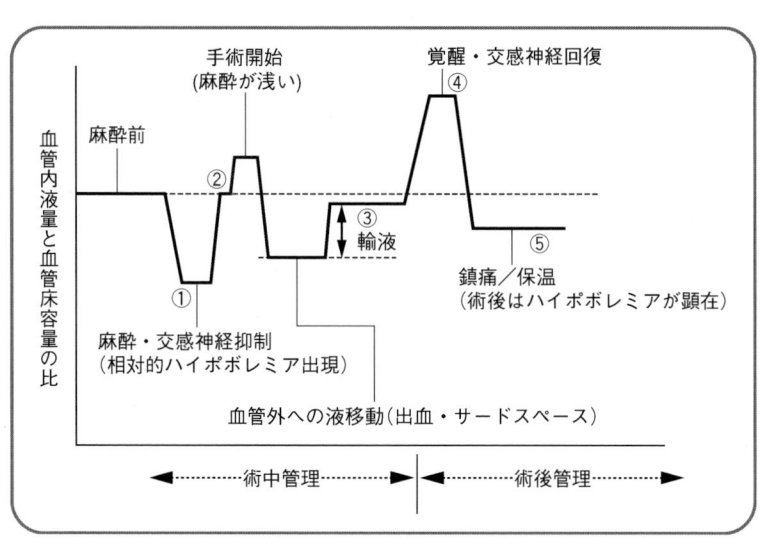

図 12-3 術後にハイポボレミア顕在化

の原因である．
① 麻酔により交感神経抑制がかかり血管拡張 → 相対的なハイポボレミア出現
② 血管拡張分を輸液（細胞外液補充液）で補う → 血管内容量の適正化
③ 出血分を輸液で補う
④ 麻酔からの覚醒により交感神経が刺激される → 相対的なハイパーボレミア出現
⑤ ICU・回復室：加温・鎮痛により交感神経刺激が治まる → 再び相対的なハイポボレミア出現

　逆に，全身麻酔であれ硬膜外麻酔であれ，交感神経が抑制されて血管床が拡張しているときにその血管床を満たす十分な輸液をしたとすると，麻酔終了後に交感神経活動が再開したとき血管床が元に戻るので，ハイパーボレミアが顕在化する（図12-4）．

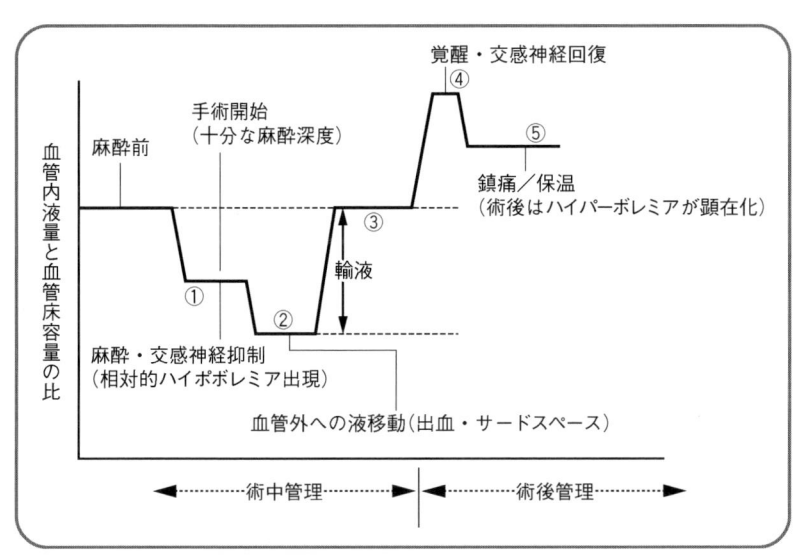

図 12-4　術後にハイパーボレミア顕在化

① 麻酔により相対的ハイポボレミアとなる
② 麻酔深度が十分であったので，手術開始後に交感神経緊張が発生せず，相対的ハイポボレミアが持続．さらに出血・サードスペースの出現により相対的ハイポボレミアが進行する
③ ハイポボレミアが進行したので，輸液で対処し相対的ノルモボレミアで覚醒を迎える
④ 覚醒による交感神経刺激により血管が収縮し，血圧が上昇，相対的ハイパーボレミアの状態となる
⑤ 鎮痛保温により，交感神経緊張がとれた状態でハイパーボレミアが顕在化する

D.　麻酔・鎮痛・鎮静に注意

第 13 章

バランスシートを考える

　ICU，CCU，回復室では，尿量測定，ドレーンの排液量・胃管への排液量を測定している．これらの1日量を足して，総排出量を計算する．これを，体から出た量という意味でOUT（アウト）とよぶ．一方，輸液量や経管栄養の1日水分量を計算し，体に入った水分量の総和を計算している．これを，体に入ったという意味でIN（イン）とよんでいる．健康体なら，「IN＝OUT＋不感蒸泄」である．INからOUTを差し引いた値をバランスとよぶ．

　自発呼吸なら，不感蒸泄は700 mLぐらいである．一方，加湿器や人工鼻をつけた人工呼吸中では，呼気の不感蒸泄が0～100 mLに低下するので，総不感蒸泄量は500 mL程度に低下する．つまり，バランスが＋500～700くらいなら，体に入った水分量と出た水分量がつり合っていることになる．バランスがくずれるとは，INが多くなるか，OUTが多くなるかのいずれかである．

A．IN バランス

　INバランスとは，入った量が出た量より多い状態である．これは，測定できる尿量，ドレーン排液，NGチューブの排液の総和が，不感蒸泄を加味しても少ない状態である（図13-1）．

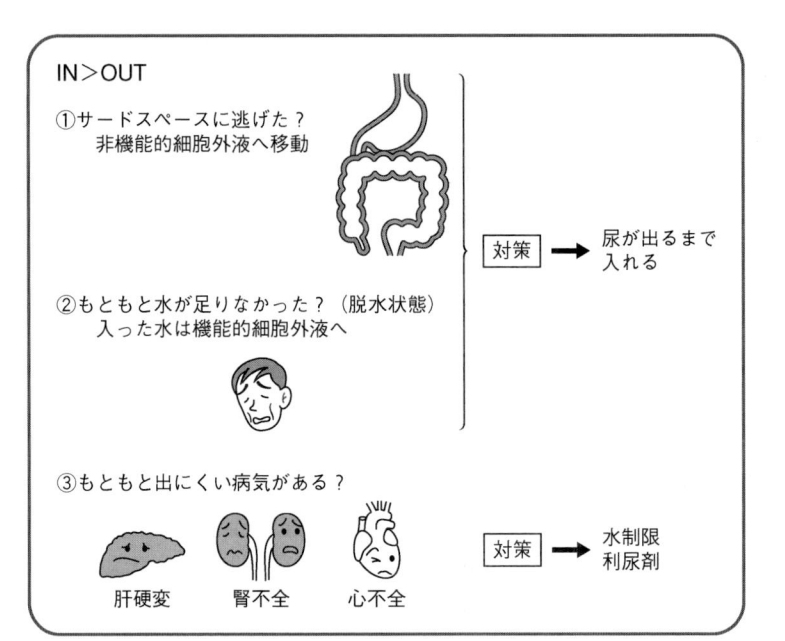

図 13-1　IN＞OUT で考えること

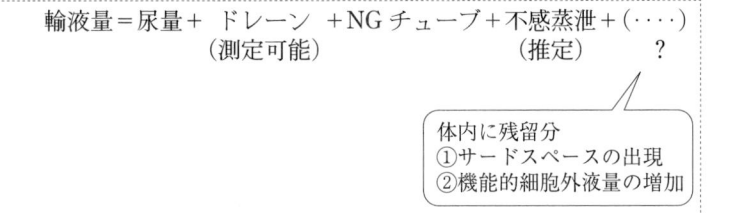

```
輸液量＝尿量＋ ドレーン ＋NG チューブ＋不感蒸泄＋(‥‥)
       (測定可能)              (推定)      ？
```

体内に残留分
① サードスペースの出現
② 機能的細胞外液量の増加

　入った量より出た量が少ないということは，体のどこかに水がたまった状態になっているということである．水がたまった場所は非機能的細胞外液（サードスペース）かもしれないし，機能的細胞外液（血漿と組織間液）かもしれない．つまり，尿量・ドレーン排液・NG チューブの液量と不感蒸泄推定量の和が輸液量より少ない場合，サードスペースの出現や，機能的細胞外液量の増加が存在する．

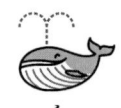

機能的細胞外液＝血漿＋組織間液

1 サードスペース

　サードスペースとは，手術部位（腸管壁など手術部位の結合組織），腹腔内（腹水），胸腔（胸水），後腹膜，消化管内，心膜腔（嚢水）などである．つまり，INバランスが強いときは，胸水や腹水が出現しているかもしれないし，手術部位の浮腫が増強しているかもしれないので，入れた水がいったいどこにたまったのかを考える（第6章参照）．サードスペースが存在する場合，つまり血管透過性が亢進している部位があるとき，サードスペースが優先席となり，輸液による補充はまずサードスペースに移行すると考えてよい（図13-2）．

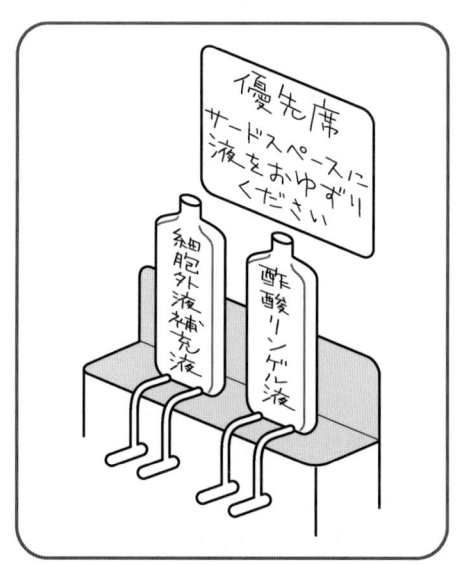

図 13-2　サードスペースに水が行く

　たとえば，肝右葉切除後，INバランスの日が続いた患者の胸部X線写真を撮ってみると，胸水貯留が見つかるというような場合がある．また，術後深部静脈血栓が発生し患側の浮腫が発生した場合には，INバランスとなっているであろう．

2 機能的細胞外液

機能的細胞外液量のうち，循環血漿量増加の場合，出血がなかったとしたら循環血液量の増加によりヘマトクリットは低下する（赤血球数の総和に変化はなく血漿量が増加するので）．組織間質の水分増加は，理学的所見で観察できる場所，たとえば皮膚の浮腫として現れる．全身の機能的細胞外液の増加は，輸液された水分の血管外細胞外液（組織間液）と血管内細胞外液（血漿）への正常な分布によって発生し，この増加は，たとえば皮膚の理学所見で見きわめる．

尿量が少ないときは，①尿以外の，測定できるドレーン，胃管などからの喪失分が多くないか，②サードスペースが出現していないか，③全身の機能的細胞外液量が増加していないか，を考える．機能的細胞外液量が増加している場合，心不全，腎不全に注意し，輸液制限や利尿剤の投与を考える．増えた分が肺に貯留すると肺水腫となるが，これをあまりに恐れるため輸液不足になることがある．たとえば，実はドレーン排液が多いために尿量が減少しているのに，輸液量を多くすると肺水腫が発生するのではないかと心配になって，必要量を補充できていない，ということがある．

◗ B．OUT バランス

OUT バランスとは，出た量が入った量より多い状態である．これは，測定できる尿量・ドレーン排液・NG チューブの排液の総和が，総輸液量より多い状態である（図 13-3）．

```
輸液量＋（内なる輸液）＝尿量＋ ドレーン ＋NG チューブ＋不感蒸泄
         ?              （測定可能）              （推定）
    外からの輸液
```

出た量が入った量より多いので，体内の水分量は減少していることになる．体重を計ったとしたら，体重は減っているであろう．点滴で静脈内投与する輸液量をあえて「外からの輸液」と表現すると，「内

なる輸液」が存在して「外からの輸液」に加わっていると考えられる．つまり，血管内に投与される水分は，①体外から直接静脈内に入る「外からの輸液」の水分と，②体内で血管外から血管内に入る「内なる輸液」の水分，からなっていると考えられる（図13-4）．この「外からの輸液」と「内なる輸液」の総和が，出る量（尿量・ドレーン・NGチューブ・不感蒸泄量の総和）につり合っているのである．それ

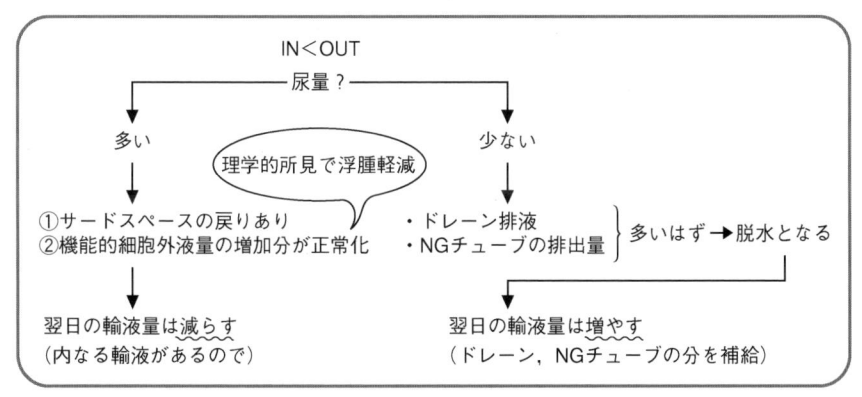

```
                    IN＜OUT
          ┌──────── 尿量？ ────────┐
          ↓                         ↓
         多い         理学的所見で浮腫軽減   少ない
          ↓                         ↓
 ①サードスペースの戻りあり    ・ドレーン排液    多いはず → 脱水となる
 ②機能的細胞外液量の増加分が正常化 ・NGチューブの排出量
          ↓                         ↓
   翌日の輸液量は減らす         翌日の輸液量は増やす
   （内なる輸液があるので）     （ドレーン，NGチューブの分を補給）
```

図 13-3　IN＜OUT で考えること

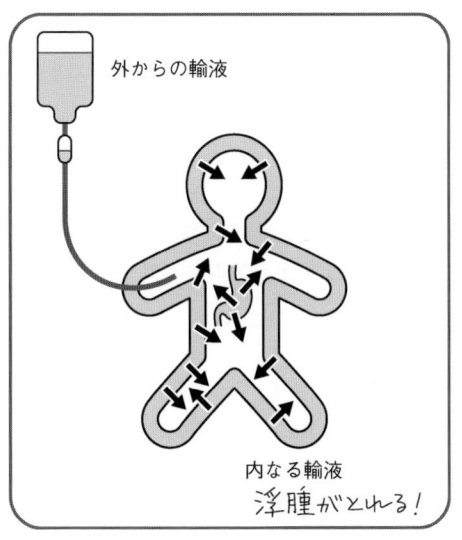

図 13-4　内なる輸液

では，「内なる輸液」はどこから来るのであろうか？それは，血管外で水が存在している部分，おそらく，血管外の組織間質の機能的細胞外液やサードスペースからであろう．サードスペースとは，INバランスの項で述べた，手術部位（腸管壁など手術部位の結合組織），腹腔内（腹水），胸腔（胸水），後腹膜，消化管内，心膜腔（嚢水）などである．サードスペースに水が存在するということは，その患者はサードスペースが出現した時期に合わせて，INバランスとなった時期があることを示している．

OUTバランスとは，血管外機能的細胞外液やサードスペースから水が血管内に戻って，体内の余分な水が排出されていく過程と考えられる．たとえば，侵襲からの回復期に浮腫がとれていく過程で認められる．

◀ C．失敗例から学ぶ：バランスで Na 濃度を考える

表13-1を見ながらゆっくり読んでください．

「術後0日」とは，手術日と術翌日の朝7時までである．朝7時に輸液の集計を行っている．

手術時間15時間で，午前0時にICUに入室した．術中に5750 mLの輸液と900 mLの輸血が行われた．尿量は1236 mLで出血量は1110 mLであった．INとOUTのバランスは＋4304 mLとなる．手術終了時の血漿Na濃度は132 mEq/Lであった．

ICU入室から午前7時までの7時間に2066 mL輸液が行われ，尿量は304 mL，ドレーンの排液量は360 mLであった．ICU入室後のバランスは＋1402 mLとなる．総Na投与量は88 mEqであった．このときの血漿Na濃度は，手術終了時の132 mEq/Lから122 mEq/Lに低下していた．

Q1 ICU入室7時間後のNa低下の原因は？

輸液バランスが1402 mLのINバランスである．この間の不感蒸泄を150 mL程度とすると，1250 mLのINバランスとなる．この水はいったいどこに行ったのであろうか？ 言われればあたりまえのことであるが，1250 mLの水は体内に残留している．体内での液残留

表 13-1 ある患者のバランスシート

	手術	0日 (ICU入室 から翌朝 7時まで)	術後 1日	術後 2日	術後 3日	術後 4日
IN　輸液 (mL)	5750	2066	3010	2448	3277	3237
血液 (mL)	900					
総Na投与量 (mEq)	600	88	190	190	198	130
OUT　尿 (mL)	1236	304	1061	1123	2330	2000
出血 (mL)	1110					
ドレーン (mL)		360	970	1470	477	463
尿中Na排泄量 (mEq)				50		
IN　合計	6650	2066	3010	2448	3277	3237
OUT　合計	2346	664	2031	2593	2807	2463
バランス (IN−OUT) (mL)	4304	1402	979	−145	470	774
バランス(含不感蒸泄) (mL)		1250	279	−845	−230	74
血漿Na (mEq/L)	132	122	122	128	132	131
Hb (g/dL)	13	8.6	10.7	9.4	10	10

体重 60 kg（維持量：水 4-2-1 法で計算すると 100 mL/時，Na 維持量 2 mEq/kg/日とすると 120 mEq/日），咽頭腫瘍で腫瘍摘出および頸部郭清術，手術時間 15 時間．

血漿 Na は，測定前 24 時間のバランスの結果である．たとえば術後 2 日の 128 mEq/L は，術後 2 日の 2448 mL の輸液後の結果である．

部位は機能的細胞外液とサードスペース（非機能的細胞外液）（第 6 章参照）である．

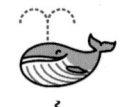

> 輸液量＝尿量＋不感蒸泄＋ドレーン排出分＋機能的細胞外液量の増加分＋サードスペースへの喪失

輸液された水分は，尿か不感蒸泄かドレーン排液として体外へ排出されるか，体内で血漿や組織間質に分布するか，サードスペースに移行する．IN バランスのときは，まず，サードスペースへの喪失が持続しているのではないかと考える．

本患者では，ドレーンの排液があるので，手術部位で血管内から血

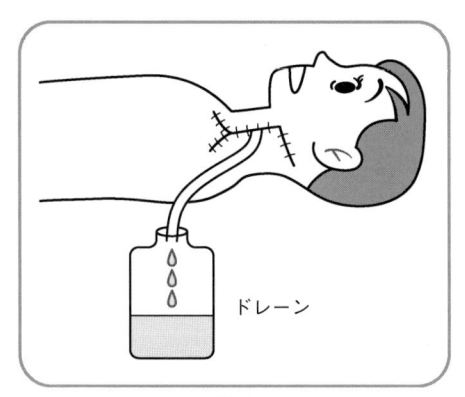

図 13-5 ドレーン排液の存在でサードスペースの存在を知る

管外への液の漏出があることがわかる．ドレーンが挿入されている部位は，手術をしていなければ液の貯留がない場所であり，手術によりできたサードスペースである．つまり，術後のサードスペースへの液の移行が持続していることがわかり，輸液はサードスペースに漏れている．サードスペースに移行する液の Na 濃度は，細胞外液の Na 濃度（血漿 Na 濃度に等しい）である．ドレーン排液が持続していることから，IN バランスは優先的にサードスペースに流れていると考えられる．仮に，サードスペースに 1000 mL 喪失したとすると，Na としては約 130 mEq 喪失したことになる．この 130 mEq の喪失と維持量 35 mEq（7 時間分）とドレーン排液分 48 mEq（132 mEq/L×0.36 L）に対して，88 mEq が輸液で補充されている．結果として，ICU 入室から 7 時間で 124 mEq（89－130－35－48＝－124）の不足となる．輸液量は 2066 mL で Na 投与量は 88 mEq なので，Na 濃度としては，43 mEq/L の液（これは低張液である）を輸液したことになる．低 Na 血症の原因（第 9 章参照）のうちで本症例に当てはまる原因は，サードスペースへの Na 喪失を低張液で補充した状態である．簡単にいうと，細胞外液が水で薄まった状態といえる．

A1 本患者の術後 0 日の輸液改善点として，総輸液量のうち細胞外液補充液の量を 1000 mL 増やしておけば，入室 7 時間後の血漿 Na 濃度低下は防げたと考えられる．失敗の原因は，サードスペースへの喪失に対して Na 補充を行わなかったということである．

Q2 術後第1日目の尿中Naの排泄量は,どれくらいと推定できるか?

術後1日目とは,手術翌日の午前7時から翌々日午前7時までの24時間である.月曜日が手術日であったら火曜日が術後1日となり,集計は水曜日の朝7時に行われる.血漿Na濃度は122 mEq/Lではじまり,24時間後も122 mEq/Lと変化なく終わっている.

術後1日目には,3010 mL輸液が行われ,尿量は1061 mL,ドレーンの排液量は970 mLであった.抜管したので不感蒸泄700 mLとすると,術後1日目のバランスは+279 mLとなる.総Na投与量は190 mEqであった.このときの血漿Na濃度は,24時間前の122 mEq/Lから変化していない.

A2 IN=OUTの原則に従うと,44 mEq

〈術後1日のNaのINとOUT〉

輸液バランスが+279 mLなのでこの分がすべてではないが,優先的にサードスペースに喪失したとし,その分を200 mLとして計算する.

　　　　　IN=190 mEq(表より)

　　OUT=(尿中排泄)+ドレーン排液+サードスペースへの喪失

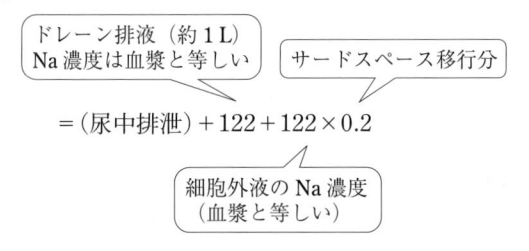

　　　　　＝(尿中排泄)+122+122×0.2

（ドレーン排液(約1 L) Na濃度は血漿と等しい）
（サードスペース移行分）
（細胞外液のNa濃度(血漿と等しい)）

　　　　　＝(尿中排泄)+146 mEq

IN=OUTの原則に従うと尿への排泄は44 mEqと推察される.尿中Na測定を行っていれば,おそらく40〜50 mEqの排泄があったと考えられる.

術後1日目の尿量は約1000 mLで,輸液量約3000 mLに比べると尿量は少ない.尿量が少なかった原因として,ドレーンへの排液量が多く,輸液がドレーン排液を補うために使用されたことが考えられる.ドレーン排液が多いことは,サードスペースへの喪失が持続していることを示している(図13-5).術後0日に比べるとNa投与量は

増加しているが，ドレーン排液とサードスペースへの喪失に費やされた状況である．

術後1日目の改善点は，総輸液量に占める Na 量を増加することである．総輸液量に占める細胞外液補充液の割合を増加させればよかったと思われる．

ドレーン排液量は，360 mL（0日：術後7時間），970 mL（術後1日），1470 mL（術後2日），477 mL（術後3日）と変化した．ドレーンを置く場所はまさに手術部位で，サードスペースである．つまり，ドレーン排液の存在はサードスペースへ喪失が持続していることを示している．本例では，術後2日（術後31時間から55時間後まで）はサードスペースへの喪失が増加し，術後3日以降（術後55時間以降）に喪失量が減少した．

Q3 術後2日が終了した時点で，血漿 Na 濃度は 128 mEq/L とやや回復したが，これはなぜか？

輸液バランスは，術後2日で OUT バランスとなった．術後2日の輸液バランスは −145 mL の OUT バランスで，不感蒸泄を 700 mL とすると，−845 mL の OUT バランスである．845 mL の水が血管外細胞外液から血管内に供給され，これが尿またはドレーンから排出されたと考えられる．なお，血管外細胞外液量は手術中の +4304 mL の IN バランスによって増加していたと推定できる．ドレーン排液は術後2日が最も多く，サードスペースへの喪失は，術後2日の時点で持続していたと推察できる．一方，輸液バランスは OUT バランスとなっていて，「内なる輸液」の存在が示唆される．本患者の場合，内なる輸液量は 850 mL となる．

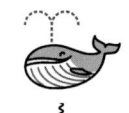

輸液量＋内なる輸液（液の内部供給）
＝尿量＋ドレーン排液量＋不感蒸泄

液の内部供給として，①血管外機能的細胞外液の血管内への移行，②サードスペースからの血管内への戻り，の2種類の内部供給源が考えられる．本患者では，ドレーン排出が持続していることから，手

術部位に局所的に出現したサードスペースへは液喪失が持続していると推察されるので，この「内なる輸液」の供給源は，血管外機能的細胞外液である全身の組織間質であろう．局所の観察では浮腫が増強しているとはいえなかったので，サードスペースに漏れた液はそのままドレーンから体外に排出されていると考えられる．

術後2日のNaのINとOUTをみてみると

IN ＝ 外からの輸液分 ＋ 内なる輸液分
　　 ＝ 190 ＋ 122 × 0.85
　　 ＝ 190 ＋ 104
　　 ＝ 294 mEq

OUT ＝ 尿への排泄 ＋ ドレーン排液 ＋ 機能的細胞外液への残留分
ドレーン排液へのOUT ＝ 122 × 1.47 ＝ 179 mEq

IN ＝ OUT の原則から，
297 mEq ＝ 尿への排出 ＋ 179 mEq ＋ 機能的細胞外液への残留分
118 mEq ＝ 尿への排出 ＋ 機能的細胞外液への残留分

尿に50 mEq排出されていたので，機能的細胞外液への残留分は68 mEqと計算される．

この68 mEqの増加が，実際の血漿Na濃度の変化と矛盾しないかを検討してみる．血漿Na濃度は122 mEq/Lから128 mEq/Lに上昇した．細胞外液量は体重の20％なので，60 × 0.2 ＝ 12 Lが総細胞外液量と考えられる．6 mEq/Lの上昇があったので，総量としては12 L × 6 mEq/L ＝ 72 mEqの増加があったと計算される．この値は，前出の68 mEqとあまり変わらないので，これまでの説明は，当たらずといえども遠からずといえよう．

水はOUTバランスであったが，本患者の場合，細胞外液のNa濃度が上昇した時点で細胞内から細胞外への水の移行もあると考えられ，実際の血漿水分量の減少は845 mLのOUTから考えられる量よりは少ない．

A3　術後2日は，機能的細胞外液のNa総量が増加したことと，水分量がOUTバランスになったことで，血漿Na濃度が上昇したと考えられる．

Q4 術後3日終了後，さらに血漿 Na 濃度は回復したが，この理由をどのように説明するか？

　水分の IN と OUT のバランスがほぼとれた状態となっている．ドレーン排液が術後3日目から減少した．術後3日目は OUT が少し多いので，この分は，全身の機能的細胞外液か術野のサードスペースから水が供給されたと考えられる．血漿 Na 濃度が 4 mEq/L 上昇しているので，投与総 Na は，ドレーンと尿に全量排出されておらず，一部機能的細胞外液に残留したと考えられる．

　術後3日の輸液量が 3277 mL になった内訳は，維持量＋喪失量（ドレーン排液）である．維持量は 2400/mL/日である．
　ドレーン排液は前日のドレーン排液が 1470 mL なので，3日目もドレーン排液があると考えられるが，量が減少すると予想し 1000 mL に設定したとすると，2400 mL＋1000 mL＝3400 mL となったということである．
　必要 Na 投与量については，維持量 120 mEq＋ドレーン排液量中の Na 128 mEq＝248 mEq と推定計算されるが，実際は抗生物質の Na を入れても外からの投与量は 198 mEq となっている．つまり，計算より実際の投与量は少なくなっている．この考えかたでは，「内なる輸液」を考慮に入れていない．

　次に，術後2日に 845 mL の「内なる輸液」があったことを考慮に入れ，術後3日に 500 mL の「内なる輸液」を予想すると，維持量＋喪失量−内なる輸液分＝3400 mL−500 mL＝2900 mL 程度でもよかったと考えられる．実際，2330 mL の尿量が得られているので，500 mL 輸液量を減じたとしたら，約 1800 mL の尿量が得られたと推定できる．

A4 Na については，「内なる輸液」が 500 mL あったとすると，128 mEq×0.5＝64 mEq が機能的細胞外液として内部供給されたと考えられる．外から投与した 198 mEq に，この 64 mEq を加えると 262 mEq となり，計算された 248 mEq より少し多くなっている．この投与量の一部が機能的細胞外液に残留したため，血漿 Na 濃度が術後3日終了後に上昇したのであろう．

第 14 章

違いがわかる輸液製剤

　よく使用される電解質液は，開始液，維持液，細胞外液補充液である．別名で，開始液は1号液ともいい，維持液は3号液ともいう．製薬会社によって製剤名が，○○1号，××3号となっていて，号数が同じであれば，液は同じような濃度設定になっている．

> 輸液製剤のNa濃度で分ける

A．細胞外液補充液

1　電解質濃度

　細胞外液補充液は，乳酸リンゲル液，酢酸リンゲル液，生理食塩水が該当する．Na濃度が細胞外液のNa濃度（つまり血漿Na濃度）に近い．一般に輸液製剤のボトルには，Na, K, Clのグラム表示または濃度表示と，これらをmEqにした表示の2種類が記載されている（表14-1）．たとえば，酢酸リンゲル液であるヴィーンF®を例に，gからmEqへの計算を行ってみよう（第1章参照）．

〈Na：ナトリウム〉

　　塩化ナトリウム（NaCl）　3.0 g×17＝51 mEq
　　酢酸ナトリウム（CH_3COONa）からのNa^+　14 mEq
　　　　　　　　　　　　　　　　　　　　　　合計 65 mEq

表 14-1 ヴィーン F®

成分・分量：500 mL 中		電解質組成：mEq/L	
塩化ナトリウム	3.0 g	Na$^+$	130
塩化カリウム	0.15 g	K$^+$	4
塩化カルシウム	0.10 g	Ca^{2+}	3
酢酸ナトリウム	1.90 g	Cl$^-$	109
		Acetate$^-$	28
		浸透圧比	0.8〜1.0
		pH	6.5〜7.5

〈K：カリウム〉
　塩化カリウム（KCl）　$0.15 \text{ g} \times 13 = 1.95 \text{ mEq}$
〈Ca：カルシウム〉
　塩化カルシウム（CaCl$_2$）　$0.10 \text{ g} \times 18 = 1.8 \text{ mEq}$
〈Cl：クロル〉
　Na, K, Ca にそれぞれに結合している Cl を合計して,
　$51 + 1.95 + 1.8 = 54.75 \text{ mEq}$

これらが 500 mL（0.5 L）に含まれているので,
　Na　$65 \div 0.5 = 130 \text{ mEq/L}$
　K　$1.95 \div 0.5 = 3.9 \text{ mEq/L}$
　Ca　$1.8 \div 0.5 = 3.6 \text{ mEq/L}$
　Cl　$54.75 \div 0.5 = 109.5 \text{ mEq/L}$
となる.

次に生理食塩水では,
生理食塩水の NaCl 濃度は 0.9％
　1 L 中の NaCl 量は,　$1000 \times 0.009 = 9 \text{ g}$
　Na は $9 \text{ g} \times 17.09 \text{ mEq/g} = 153.81 = 154 \text{ mEq}$
　Cl は Na と同当量で結合するので, Cl も 154 mEq となる.

●2● 出血量を細胞外補充液で補うとしたら

出血が起こると, 組織間質（血管外細胞外液）から血管内へ細胞外液が移動する.

> **水分量の比**
> 血管外細胞外液（組織間液）：血管内細胞外液（血漿）＝3：1

　出血が起こると，血漿成分が喪失するので，出血直後は血管外と血管内の細胞外液量の比が3：1以上（たとえば3：0.9）となるが，即座に血管外細胞外液が血管内に移行し，比を元の3：1に戻すように働く．結局，血管内に残存している血液は新たに血管内に移行した細胞外液により希釈されることになり，ヘマトクリットは低下する．出血した瞬間のヘマトクリットは正常であるが，出血直後から低下しはじめる．輸液が開始されているとヘマトクリットはさらに低下することになる．

3　乳酸ナトリウム・酢酸ナトリウム

　乳酸ナトリウムは，血中の炭酸と反応し，炭酸水素ナトリウムと乳酸になる．乳酸はTCA回路で代謝され，水と二酸化炭素になり放出される．結局，Naイオンと炭酸水素イオンが残り，pHが上昇する方向に作用する．つまり，乳酸ナトリウムの投与は炭酸ナトリウムを投与したのと同じことになる．ただし，乳酸が代謝されない状態では，乳酸が蓄積し水素イオンを供給することになるので，pHは上昇しない．ショックや肝障害などのように乳酸が代謝されないような状況では，この効果はなく，かえって逆効果となる．そこで，乳酸ナトリウムの代わりに酢酸ナトリウムを加えた製剤を使用することが多くなってきた．酢酸ナトリウムは，筋細胞で代謝され炭酸水素イオンを産生する．

　健常者に乳酸ナトリウムを投与すると，動脈血pHは上昇することになる．術中には乳酸リンゲル液や酢酸リンゲル液を投与することが多い．それぞれに含まれている乳酸ナトリウムまたは酢酸ナトリウムから炭酸ナトリウムが産生され，炭酸水素イオンが上昇し，術後のアルカローシスの一因となっている．

> $Na-lactate + H_2CO_3 = NaHCO_3 + lactic\ acid$

　　lactate：乳酸イオンとNaイオンからなる乳酸ナトリウム
　　lactic acid：乳酸イオンと水素イオンからなる乳酸

B. 維持液

　健常者が経口摂取を止めたとき，経口摂取の代わりに1日に必要な水とNaを補給するための輸液剤を維持液とよぶ．

　製薬会社によって維持液の電解質濃度は微妙に異なる（表14-2）．

　製剤により電解質濃度が異なる理由は，1日摂取食塩量をどのように設定するかが製薬会社によって異なるからである．たとえば，維持水分量2500 mLの人であれば，維持液2500 mL（5本）を輸液すればよいが，食塩量にするとソリタ-T3号®を使用なら5.15 g（2.06×2.5），KN補液3B®なら7.35 g（2.94×2.5），アクチット®なら6.63 g（2.65×2.5）となり，1日投与量が異なってくる．個人により1日摂取食塩量は異なるのでその違いに特に理由はないであろう．要は，日本人の1日摂取量の範囲内に入っていればよいのである．であるから，どの製剤を選んでもよいわけである．

　先ほど計算した体重60 kgの人では，水分投与量が2400 mL/日であった．1日Na投与量を2 mEq/kgとすると，Na濃度50 mEq/Lを2400 mL投与することになる．製剤でみると，KN補液3B®がNa濃度50 mEq/Lなので，KN補液3B®を2400 mL投与すればよいことになる．

　1日Na投与量を1 mEq/kgとすると，Na濃度25 mEq/Lを2400 mL投与すればよいが，これと同一濃度の製剤はないので，一番近いソリタ-T3号®を選ぶ．ソリタ-T3号®2400 mLは84 mEqとなり，食塩にすると1日4.9 gに相当する．

表14-2　維持液の電解質濃度

	ソリタ-T3号®	KN補液3B®	アクチット®
Na（mEq/L）	35	50	45
K（mEq/L）	20	20	17
Cl（mEq/L）	35	50	37
L-lactate（mEq/L）	20	20	
Acetate（mEq/L）			20
食塩換算量（g/L）	2.06	2.94	2.65

C. 開始液（1号液）

　開始液とは読んで字のごとく，最初に入れたらよい液という意味が込められている．特徴は，①K濃度がゼロで含まれていないことと，②細胞外液補充液と維持液の中間のNa濃度をもつ，という点である．

　もともと，輸液を必要とする状況は，なんらかの原因で経口摂取ができずに水分補給がなされていない状態であったり，出血，嘔吐，下痢，発汗，発熱などで，体内水分の排出が増加し，結果として体内水分量が減少している状態である．この状態を一般に「脱水」とよんでいる．この際の輸液は，維持量と欠乏量・喪失量の補給である．

　たとえば今，下痢により細胞外液（Na濃度130 mEq/L）3000 mLを喪失したとする．すなわち，3000 mLの脱水があったとする．この人に次の24時間の輸液計画を立てるとすると，体重60 kgとして，もし脱水がなくて輸液のみにかえるとしたら維持液のみを投与することになる．しかし，下痢による喪失分を補う必要があるので，この足りない分を維持量に追加する（表14-3）．追加は全量を追加するのではなく，欠乏量の1/2〜1/3をする．全量を追加しない理由は，喪失量は推定であるということであり，推定が完全に誤っていた場合，容量負荷が過剰になり，肺水腫を起こす心配があるからである．また，1/2補正でも尿量の調節により，1/2以上の補正が期待できるからである（後述）．

表14-3　維持量に欠乏量の補正量を加える

	水分量	総Na量
維持液	2500 mL	Na 87.5 mEq
欠乏量の補正量（1/2補正）	1500 mL	Na 195 mEq
合　計	4000 mL	Na 282.5 mEq （一剤で投与するとしたら 70.6 mEq/Lの濃度となる）

表 14-4　代表的な Na 70〜90 mEq/L の製剤

	ソリタ-T1 号®	KN 補液 1A®	フィジオ 70®
Na（mEq/L）	90	77	70
K（mEq/L）	0	0	4
Cl（mEq/L）	70	77	52
L-lactate（mEq/L）	20	0	20

　合計の投与量は，Na 濃度 70.6 mEq/L の液を 4000 mL 投与すればよいことになる（表 14-3）．

　さて，この 70.6 mEq/L の濃度に近い製剤は？というと，1 号液となるわけである．すなわち，1 号液は，維持液と細胞外液補充液を混ぜて 1 つにしたような製剤で，脱水の治療と維持量の補給を同時に 1 種類の液で行うというコンセプトの製剤である．Na 濃度そのものを表示したフィジオ 70® という製剤は，開始液に近い．この K 濃度は 4 mEq/L で，細胞外液と等濃度なので，この液により細胞外液の補給・補正を行うというコンセプトの製剤である(表 14-4)．なお，フィジオ 70® は，Na 濃度の低い細胞外液補充液に分類される（K^+ 濃度が血漿に等しい点が決め手となる）．

　ソリタ-T1 号® は，食塩（NaCl）と乳酸ナトリウム（Na-lactate）からなっている．食塩から Na 70 mEq, Cl 70 mEq, 乳酸ナトリウムから Na 20 mEq, lactate 20 mEq がそれぞれ供給され，合計 Na 90 mEq, Cl 70 mEq, lactate 20 mEq の組成となっている．

D．開始液と脱水

1　脱水の治療：全量補正と 1/3 補正

　輸液をはじめる前までの欠乏量・喪失量が，ドレーンや NG チューブの排液量から明らかな場合，その全量を補正すればよい．しかし，たとえば，他院からの転送患者や初診患者で情報が少ない場

合，欠乏量・喪失量を推定して輸液量を決定し，反応をみながら加減することになる．推定した欠乏量・喪失量が多いこともあり得る．そこで推定欠乏量・喪失量の 1/2～1/3 量を補正するという方法がある．幸いなことに，欠乏量・喪失量の 1/3 補正で 1/3 以上の補正が得られる．本章では，1/3 補正の考えかたと，1 号液（開始液）が脱水補正のために適当であることを説明したい．

2 1/3 補正をすると

〈症例〉
術後，嘔吐と下痢で 3000 mL の消化液の欠乏・喪失がある患者．

投与量の方針
投与量＝維持量＋欠乏量・喪失量

欠乏量・喪失量　水：3000 mL
　　　　　　　　Na：140×3＝420 mEq

> 消化管から喪失した Na の計算：消化管液は細胞外液なので，正確を期するなら喪失した下痢液の Na 濃度を測定すればよいが，現実的ではない．また，どの消化液を喪失したかにより Na 喪失量は変わるが，細胞外液としてひとまとめにし 140 mEq/L と考えることが多い（表 10-3，表 10-4 参照）．
> 各消化液の Na 濃度は Na 140 mEq/L として計算．

a. 水分量の補正

治療前　水分欠乏量・喪失量：3000 mL
維持量：40＋20＋40＝100 mL/時 ➡ 2400 mL/日
　　　（体重 60 kg として 4-2-1 法で）

欠乏量・喪失量の 1/3 補正を行うと，

⟨IN⟩

投与水分量 ＝　2400　＋　　　1000　　　＝3400
　　　　　　（維持量）（欠乏量・喪失量の1/3）

⟨OUT⟩

尿量700 mL 出ると予想

　循環血液量減少のために尿量は減少している．これは，腎血流量低下と欠乏量を補うために原尿の再吸収率が上がっているためである．必要最低尿量500 mL より少し多めに出たとすると，

⟨出納⟩

体内に残る水分量：　3400　－　　700　－　700　＝2000 mL
　　　　　　　　　（投与量）（不感蒸泄）（尿量）

治療後 水分欠乏量と改善率

　欠乏量3000 mL であったが，体内に水分2000 mL が保持されたため，水分欠乏量は差し引き－3000＋2000＝－1000 となり，1000 mL の欠乏にまで回復している．2000 mL が補正された量となるので，2000/3000≒67％の補正ができたことになる．
　つまり，1/3 補正でも約70％の補正ができる．これは，1/3 補正量に尿量減少による補正量が加わるためである．

b.　Na の補正

治療前 Na 欠乏量：420 mEq

　Na の維持量は普段の食生活により個人差がある．1 日食塩摂取量を3.5〜10.5 g として，想定維持量を計算してみると，

Na 維持量　1 mEq/kg/日とすると…60 mEq/日
　　　　　　　　　　　　　　　　（食塩3.5 g/日に相当）
Na 維持量　2 mEq/kg/日とすると…120 mEq/日
　　　　　　　　　　　　　　　　（食塩7.0 g/日に相当）
Na 維持量　3 mEq/kg/日とすると…180 mEq/日
　　　　　　　　　　　　　　　　（食塩10.5 g/日に相当）

⟨IN：Na 投与量⟩

維持量1 mEq/kg/日とすると…
　　60　　＋　　　140　　　＝200 mEq/日
　（維持量）（欠乏量・喪失量の1/3）

維持量 2 mEq/kg/日とすると…

  120　　＋　　　140　　　＝260 mEq/日
 （維持量）（欠乏量・喪失量の 1/3）

維持量 3 mEq/kg/日とすると…

  180　　＋　　　140　　　＝320 mEq/日
 （維持量）（欠乏量・喪失量の 1/3）

〈OUT：尿中排泄量〉

 通常は維持量分が排泄されているが，欠乏があると Na 再吸収が亢進するので，体外への排出量が減少する（ちなみに，体外からの Na 補給が 0 になったとすると，2〜3 日で Na 排泄も 0 となる．そこで，この患者の Na 排泄量を 10 mEq/日と予想する）．

〈出納：体内に残留する Na 量〉

維持量 1 mEq/kg/日とすると…

  200　　－　　　10　　　＝190 mEq/日
 （投与量）（尿中排泄量）

維持量 2 mEq/kg/日とすると…

  260　　－　　　10　　　＝250 mEq/日
 （投与量）（尿中排泄量）

維持量 3 mEq/kg/日とすると…

  320　　－　　　10　　　＝310 mEq/日…
 （投与量）（尿中排泄量）

|治療後| ナトリウム欠乏量と改善率

維持量 1 mEq/kg/日で補正したとすると…
  $-420+190=-230$ mEq

維持量 2 mEq/kg/日で補正したとすると…
  $-420+250=-170$ mEq

維持量 3 mEq/kg/日で補正したとすると…
  $-420+310=-110$ mEq

 420 mEq の欠乏に対して，それぞれ 190, 250, 310 mEq の補正ができるので，欠乏量の 1/3 補正で，それぞれ 45％, 60％, 74％ の補正ができる．

$190/420 ≒ 45\%$
$250/420 ≒ 60\%$
$310/420 ≒ 74\%$

c. まとめ

　　維持量 1 mEq/kg/日として，Na 濃度 58.8 mEq/L の液を 3400 mL 投与すると，水分は 70％補正され，Na は 45％補正される．
　　維持量 2 mEq/kg/日として，Na 濃度 76.5 mEq/L の液を 3400 mL 投与すると，水分は 70％補正され，Na は 60％補正される．
　　維持量 3 mEq/kg/日として，Na 濃度 94.1 mEq/L の液を 3400 mL 投与すると，水分は 70％補正され，Na は 74％補正される．
　　これらの Na 濃度は，開始液の Na 濃度に近い（表 14-5）．つまり，開始液（1 号液）は脱水の治療に適した液といえる．輸液を開始しなければいけない状況では，通常患者はすでに経口摂取がない状態であることが多く，脱水を伴っていることが多い．開始液と名づけられた由縁である．

d. 結論

　　脱水の補正は欠乏量の 1/3 量で，1/3 以上の補正ができる．言いかたをかえると，維持液のみでも，尿への水と Na 排出が少なくなっているので補正は進む．欠乏量・喪失量に対する分を追加すると，回復は促進される．

e. 別の考えかた

　　1 号液を使用すれば，1 種類の製剤で済む．しかし，維持量を維持液で，欠乏量・喪失量を細胞外液補充液でそれぞれ補うという考えかたもある．

表 14-5　Na 維持量の設定の違いによる投与 Na 濃度

	総 Na 投与量	水分投与量	投与 Na 濃度
維持量 1 mEq/kg/日とした場合	200 mEq	3400 mL	58.8 mEq/L
維持量 2 mEq/kg/日とした場合	260 mEq	3400 mL	76.5 mEq/L
維持量 3 mEq/kg/日とした場合	320 mEq	3400 mL	94.1 mEq/L

維持量を維持液（ソリタ–T3 号®）で 2400 mL 投与
欠乏量・喪失量の 1/3 量を酢酸リンゲル液（細胞外液補充液）で 1000 mL 投与

↓

Na 投与量 = 35 × 2.4 + 130 = 84 + 130 = 214 mEq

となり，前述の Na 維持量 1 mEq/kg/日に相当する投与量となる．

　ただし，維持液には K が入っているため，尿が出ていない患者の場合，最初からは使用しにくい．

第 15 章

肺水腫

A. 正常肺胞壁での水の動き：肺間質への液漏出と汲み出し

　正常では，①肺毛細血管から血管外へ液を押し出す力は，②毛細血管内へ液を引き込む力より大きいので，血管外に液が漏れるが，リンパ流により回収されている．基本的に肺間質の圧は肺胞内圧と比較して陰圧になっている．

①　肺毛細血管から血管外へ液を押し出す力

　　静水圧（肺毛細管圧）　　　　　7 mmHg
　　肺間質の膠質浸透圧　　　　　14 mmHg
　　肺間質の圧　　　　　　　　　　8 mmHg
　（陰圧となっているので血管に液を出す力となる）

　　　　　　　　　　　　　　　　　　　計　29 mmHg

②　毛細血管内へ液を引き込む力
　　血漿膠質浸透圧　　　　　　　　　　　　28 mmHg

　肺間質の膠質浸透圧が高いのは，肺毛細血管は体血毛細血管に比し蛋白分子を漏出しやすいためである．肺間質圧は肺胞内圧より 8 mmHg 低いので，この圧差は毛細血管内から血管外へ液を出す力となっている．肺毛細血管から血管外へ液を押し出す力と毛細血管内へ液を引き込む力の差は 1 mmHg で，肺毛細血管から血管外に液が濾過される状態となっている．間質に濾過された液は，肺胞に入り呼気となって排出されるか，肺リンパ管を通って体循環に戻る（図 15-1）．

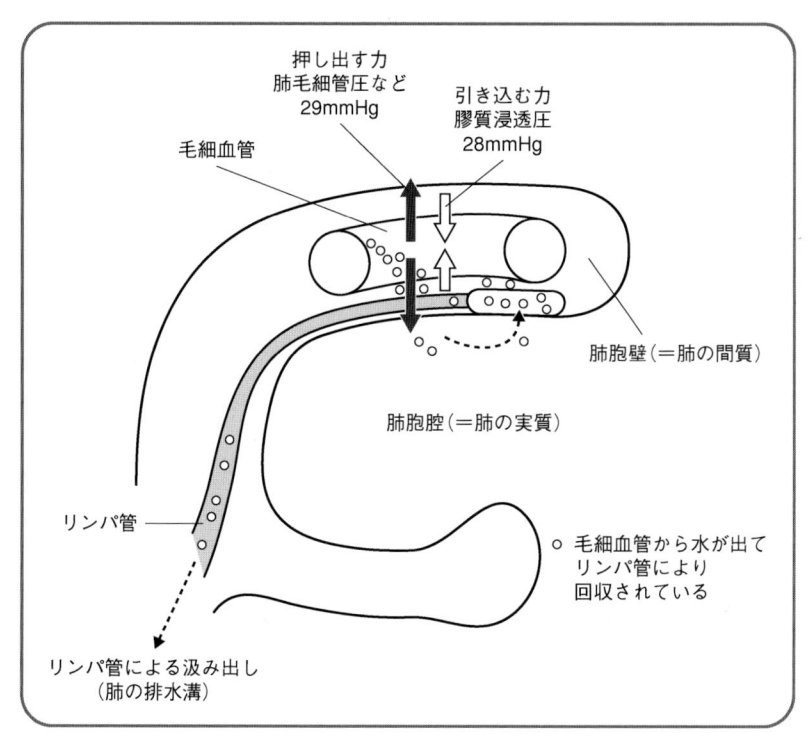

図 15-1 肺胞壁での水の動き

B．肺水腫の発生

　肺間質は通常，肺胞内圧に比し陰圧であるが，肺間質圧が陽圧になるような状態では，浮腫が肺間質に急速に広がり，重症化すると肺胞内に液が漏出し肺水腫が発生する．肺間質が陽圧になる状態とは，肺毛細管圧の上昇による血管内から血管外への液漏出量増大，血漿膠質浸透圧低下による間質への水の移動，肺リンパ管での漏出液の回収不全が考えられる．肺毛細管圧上昇は，左心不全や僧帽弁狭窄による左心房圧上昇が原因となる．

　一方，肺毛細管圧の上昇がなくても，血管壁の液透過性が亢進した状態が肺水腫の原因となり，蛋白濃度の高い浸出液が肺間質から肺胞

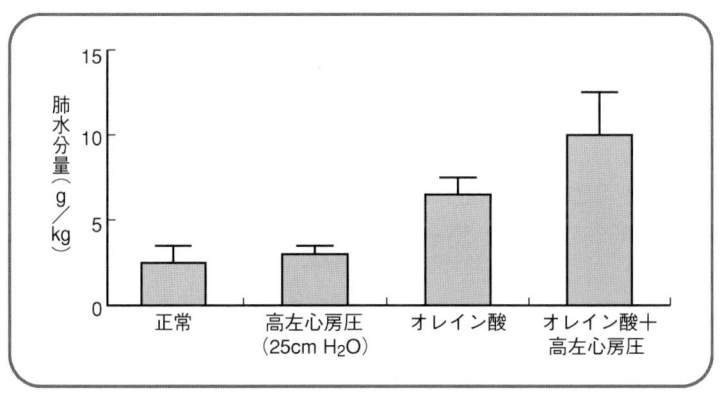

図 15-2 肺水分量と左心房圧の関係（Huchon et al）

正常肺では左心房圧が高くても肺水分量は増加しないが，血管透過性が高まった状態（オレイン酸による急性肺傷害）では，左心房圧が高くなると肺水分量が増加する．これは，急性肺傷害では左心房圧が高くなると肺水腫が増悪することを示している．

[Matthay MA, et al: Fluid and hemodynamic management in acute lung injury. Seminars in Respiratory and Critical Care Medicine **15**: 271-288, 1994 より引用改変]

内へと広がる．この血管透過性が亢進した状態を急性肺傷害（acute lung injury; ALI）と定義している．血管透過性が亢進した状態で肺毛細管圧が上昇すると，正常肺毛細管での同程度の上昇時に比し，さらに多くの液が肺間質に移行する（図 15-2）．

肺毛細管圧は左心房圧より 1〜2 mmHg 高い値とされている（図 15-3）．

動物実験では，肺毛細管内圧が血漿膠質浸透圧以上になると肺水腫が発生するといわれている．肺毛細血管圧上昇により水の間質への漏出が亢進するが，リンパ管による汲み出しも亢進するので，肺水腫が顕在化するまでに，肺毛細管圧上昇程度にはある程度の余裕があるといえる．

C. 輸液量と肺水腫

輸液量が過剰になると，心不全や肺水腫の原因となる．そこで，臨

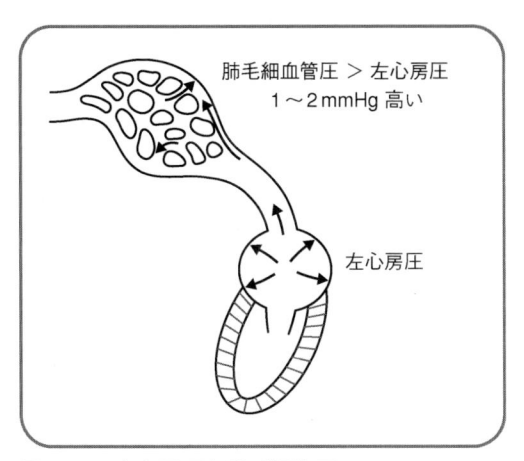

図 15-3　左心房圧と肺毛細管圧

床現場では輸液量が多くならないように注意している．しかし，あまり注意しすぎて逆に輸液量が不足し，脱水状態に陥ってしまうこともあるので難しい．つまり，循環血液量や機能的細胞外液量の評価を，理学的所見，IN/OUT バランス，血圧，脈拍，尿量，中心静脈圧などから総合的に行う必要があり，「言うは易く，行うは難し」の世界ではある．

1　術後患者

輸液量が多いと肺水腫が発生しやすいというのは，現象として事実である．Fluid Electrolyte and Acid-Base Disorder 2版（Churchill Livingstone Inc.）によると，術後，約5日間，平均 2.9 L/日の輸液をして平均 2.2 L/日の IN バランス（輸液量－尿量）であった患者161名のうち，27％が7日以内に肺水腫を発生し，4日以内の発生率は20％であった（図 15-4）．この患者群の平均尿量は 700 mL/日となりあまり多くない．輸液しても体内に水分が残留してしまう状況にあった患者群である．つまり，2200 IN バランスが3日続くと，5人に1人は肺水腫を発生する危険性があるということになる．健常者であれば，2.9 L 輸液すれば 2.2 L の尿量が期待できるが（第3章A参照），周術期患者では，サードスペースの出現や ADH・アルドステロンの分泌により尿量が減ることがある．ただ，IN バランスが続

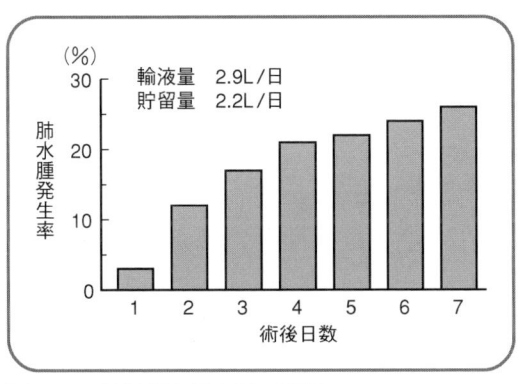

図 15-4 液貯留と肺水腫の関係
[Rosenthal MH, et al: Fluid and electrolyte therapy in perioperative surgical and critically ill patients. Fluid, Electrolyte and Acid-Base Disorders 2nd. ed., Allen IA, et al ed, p602, Churchill Livingstone Inc., New York, 1995 より引用改変]

けば必ず肺水腫が発生するとはいえず，発生しない人もいる．輸液過剰は，肺水腫発生のいくつかの要因の1つであるということであろう．

2 急性肺傷害の患者

心筋梗塞患者に対する Forrester の分類によると，肺うっ血を示す患者の肺動脈楔入圧は 18 mmHg になっている．この 18 mmHg という値はあまりに有名で，これ以下では肺水腫は発生しないかのような印象がもたれている．実際，肺血管の透過性が正常な患者では，この基準が当てはまる．しかし，血管透過性が亢進している患者では，この基準は当てはまらない（図 15-2．血管透過性については第 11 章参照）．

急性肺傷害（ALI, ARDS: acute respiratory distress syndrome）では，肺血管自体の透過性が亢進している．

一般的に，急性肺傷害患者には，輸液を控え目にすることが多い．これは，肺の血管透過性が亢進しているので，「輸液を多くしたら，水が肺胞内にもれてよくないのではないか」という漠然とした予感に基づいている（幸運にも，この予感は結果として正しかった）．

C. 輸液量と肺水腫

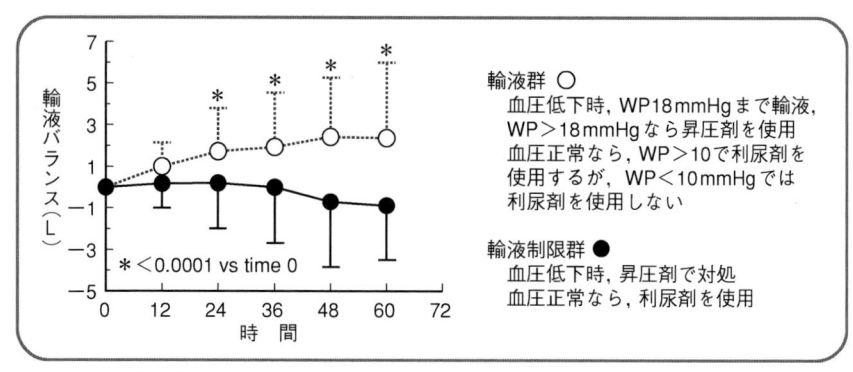

図 15-5 輸液バランス
　輸液群の輸液バランスはプラスである．
[Mitchell JP, et al: Improved outcome based on fluid management in critically ill patients requiring pulmonary artery catheterization. Am Rev Respir Dis **145**: 990-998, 1992 より引用改変]

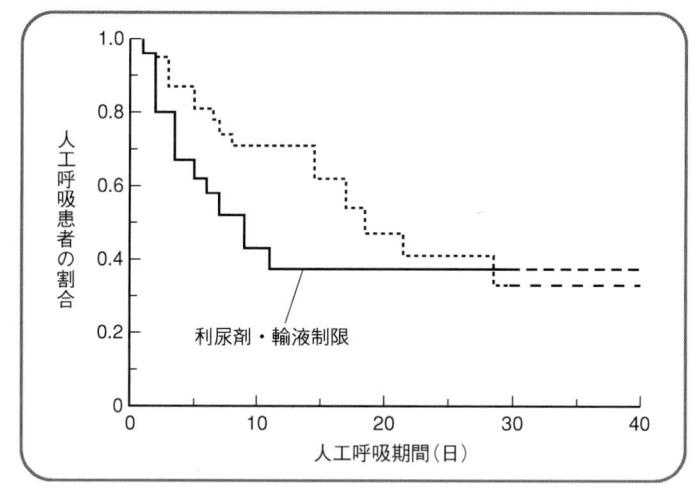

図 15-6 人工呼吸器離脱までの日数
　輸液制限群のほうが人工呼吸器からの離脱が早い．
[Mitchell JP, et al: Improved outcome based on fluid management in critically ill patients requiring pulmonary artery catheterization. Am Rev Respir Dis **145**: 990-998, 1992 より引用改変]

ALI患者に対する輸液については，Mitchellらの小規模な無作為比較試験で（Am Rev Respir Dis **145**: 990-998, 1992），控え目な輸液により，予後は変化しないが人工呼吸器からの離脱は早くなることが1992年に示されている．一方，これに続く大規模試験がなかったため，急性肺傷害患者における絞りぎみの輸液方針は「根拠に基づいている」とはいいがたい状況であった．しかし，何はともあれ以下のMitchellらの報告は，今日まで非常によく引用されている．

a. **急性肺傷害患者を輸液群と輸液制限群に分け，人工呼吸からの離脱日数を検討**

輸液群［肺動脈楔入圧（WP）を指標］は，血圧低下に対し輸液負荷で対処し，輸液制限群（肺血管外水分量を指標）では昇圧剤で対処している．輸液制限群では，血圧が正常なら利尿剤を使用して水を積極的に引く治療を行っている．治療開始60時間までの輸液バランスは輸液制限群が有意に輸液群に比し，マイナスバランスとなっている（図15-5）．人工呼吸器からの離脱日数をみると，輸液制限群のほうが早く離脱に成功している（図15-6）．人工呼吸器装着日数の短縮により，患者の生活の質向上が得られ，医療経済の面でも有意義である．しかし，最終的に人工呼吸器から離脱できた患者の割合に両群間で差はなかった．

b. **その後14年が経過して**

Mitchellらによる前述の報告から14年後，2006年になりようやく，彼らと同様の結果が報告され，「ALI患者に対する控え目な輸液」はお墨付きを得た．つまり，急性肺傷害患者1000名を輸液制限群と非制限群に分けた大規模無作為比較試験（N Engl J Med **354**: 2564-2575, 2006）では，60日後の死亡率に両群で差はなかったが，輸液制限群では，①肺傷害スコアが低下し，②人工呼吸器からの離脱が早く，③ICU滞在日数が有意に短縮した．この試験において，循環動態が安定している患者（尿量0.5 mL/kg/時以上）に対し，輸液制限群では，PCWP 8 mmHg以下またはCVP 4 mmHg以下を目標に輸液制限・フロセミド投与が行われた．一方，輸液非制限群ではPCWP 14～18 mmHgまたはCVP 10～14 mmHgを目標に輸液負荷・フロセミド投与が行われた（たとえば，CVP 14 mmHg以上で利尿剤（フロセミド）投与，10 mmHg以下で輸液負荷）．結果とし

て，7日間の輸液バランス（水分投与量と排出量の差）の積算量は，輸液制限群で-136 ± 491 mL（平均±標準偏差），非制限群で6992 ± 502 mLであった．負の輸液バランスそのものは目標でなく，PCWPまたはCVPを指標に輸液をしたところ，結果として，輸液制限群でマイナスバランスになっていたということである．輸液制限群では，血中尿素窒素・炭素水素イオン・ヘモグロビン・アルブミン・膠質浸透圧が上昇したが，臓器不全（心・肝・腎・凝固系）の発生率は非制限群と比べて差はなかった．

c．まとめ

まとめると，循環が維持できる範囲で輸液を控えめにして，中心静脈圧を低めに保つと，人工呼吸器からの離脱までの日数は短くなる．急性肺傷害患者では，心拍出量を維持できる最低限の輸液量が望ましい．ドパミンなどを使用しながら控え目な輸液を行うことになる．

参考文献

1) Eaton D, et al: Axillary sweating in clinical assessment of dehydration in ill elderly patients. BMJ **308**: 1271, 1994
2) Gross Cr, et al: Clinical indicators of dehydration in severity in elderly patients. J Emerg Med **10**: 267-274, 1992
3) Messinger G, et al: Monitoring of hypovolemia. Curr Opinion Anaesthesiology **6**: 393-399, 1993
4) Coriat P, et al: A comparison of systolic blood pressure variations and echocardiographic estimates of end-diastolic left ventricular size in patients after aortic surgery. Anesth Analg **78**: 46-53, 1994
5) Tavernier B, et al: Systolic pressure variation as a guide to fluid therapy in patients with sepsis-induced hypotension. Anesthesiology **89**: 1313-1321, 1998
6) Rooke GA, et al: The effect of graded hemorrhage and intravascular volume replacement on systolic pressure variation in humans during mechanical and spontaneous vantilation. Anesth Analg **80**: 925-932, 1995
7) M. D. Stoneham: Less is more…using systolic pressure variation to access hypovolaemia. Br J Anaesth **83**: 550-551, 1999
8) Magder S, Lagonidis D: Effectiveness of albumin versus normal saline as a test of volume responsiveness in post-cardiac surgery patiens. J Crit Care **14**: 164-171, 1999
9) Stéphan F, et al: Clinical evaluation of circulating blood volume in critically ill patients —contribution of a clinical scoring system. Br J Anaesth **86**: 754-762, 2001
10) Mitchell JP, et al: Improved outcome based on fluid management in critically ill patients requiring pulmonary artery catheterization. Am Rev Respir Dis **145**: 990-998, 1992
11) 南山堂 医学大辞典 第15版，南山堂，東京，1976
12) Matthay MA, et al: Fluid and hemodynamic management in acute lung injury. Seminars in Respiratory and Critical Care Medicine **15**: 271-288, 1994
13) Shires T, et al: Acute change in extracellular fluids associated with major surgical procedures. Annals of Surgery **154**: 803-810, 1961
14) Hahn RG, et al: Plasma dilution and the rate of infusion of Ringer's solution. Br J Anaesth **79**: 64-67, 1997
15) Drobin D, et al: Volume kinetics of Ringer's solution in hypovolemic volunteers. Anesthesiology **90**: 81-91, 1999
16) Sevensen C et al: Volume kinetics of Ringer solution after surgery for hip fracture. Can J Anesth **46**: 133-141, 1999
17) Hahn RG: Haemoglobin dilution from epidural-induced hypotension with and without fluid loading. Acta Anaesthesiol Scand **36**: 241-244, 1992

18) Marx G: Fluid therapy in sepsis with capillary leakage. Eur J Anaesthesiol **20**: 429–442, 2003
19) Weil MH, Henning RJ: New concepts in the diagnosis and fluid treatment of circulatory shock. Anesth Analg **58**: 124–132, 1979
20) Allen IA, et al, ed: Fluid, Electrolyte and Acid-Base Disorders 2nd ed, Churchill Livingstone Inc., New York, 1995
21) Rose BD: Clinical physiology of acid-base and electrolyte disorders. 3rd ed, MacGraw-Hill, 1989
22) 柴垣昌功（訳）：体液・電解質バランス，中外医学社，東京，2000
23) Bennett JC, et al ed: Cecil Textbook of Medicine 20th ed, Saunders, Philadelphia, 1996
24) Miller RD, et al ed: Anesthesia 4th ed, Churchill Livingstone Inc., New York, 1994
25) Guyton AC: Textbook of Medical Physiology 8th ed, Saunders, Philadelphia, 1991
26) 岩瀬善彦，森本武利（編）：やさしい生理学 改訂第4版，南江堂，東京，2000
27) 黒川 清：SHORT SEMINARS 水・電解質と酸塩基平衡 改訂第2版，南江堂，東京，2004
28) 丸山一男（編著）：Super Hospital 麻酔科，中山書店，東京，2001
29) 和田孝雄，近藤和子：輸液を学ぶ人のために 第3版，医学書院，東京，1997
30) 越川昭三ほか：輸液療法小事典，永井書店，大阪，1988
31) 北岡建樹：水・電解質の知識，南山堂，東京，2002
32) 上平 恒，多田羅恒雄：水の分子生理，メディカル・サイエンス・インターナショナル，東京，1998
33) National Heart, Lung, and Blood Institute Acute Respiratory Distress Syndrome (ARDS) Clinical Trials Network: Comparison of two fluid-management strategies in acute lung injuly. N Engl J Med **354**: 2564–2575, 2006

● 索 引 ●

■ 和 文 ■
（五十音順）

あ

アクチット® 166
アセタゾラミド 107
アナフィラキシー 79
アラキドン酸代謝産物 144
アルカローシス 165
アルドステロン 143
アルブミン 14, 72, 131, 132, 134, 137, 139
　──製剤 139

い

胃液の喪失 65
維持液 125, 127, 166, 168
維持量 31, 119
胃切除 119
1号液 125, 167, 168
飲料 21

う〜お

ヴィーンF® 164
内なる輸液 155, 160

腋窩 56
エラスチン 73
遠位尿細管 103

か

塩化カリウム 5

嘔吐 65, 113

開始液 125, 167, 168
外傷 141, 145
海水 63
加湿器 23, 25
カリウム 5, 124
眼窩 55, 76
眼瞼 76
肝硬変 112
肝障害 165
感染性ショック 136

き，く

気管挿管 25
機能的細胞外液 68, 143
　──量 72, 152
急性腎不全 101
急性尿細管壊死 89, 100
急性肺傷害 177, 179
胸腔内圧 90
胸水 77
虚血再灌流 145
近位尿細管 98
筋細胞 165

索　引 185

クレアチニン　55, 104

け

頚部静脈　55
外科手術　145
外科侵襲　143
血圧　86, 136
　——低下　47, 55, 147
血液量　35
血管外細胞外液　54, 55
　——量　142
血管拡張　147
　——分　119
血管抵抗　86
血管透過性　131, 134
血管内細胞外液　54, 55, 71
血漿　13
　——量　79
欠乏　64, 110, 116, 117
　——量　119
下痢　65, 113, 167
ゲル　73
原尿　97

こ

高K血症　125
高Na血症　115
交感神経　48, 88
口腔粘膜　57
膠質液　137
膠質浸透圧　131, 175
恒常性　21
高張　59, 61
高熱　25

硬膜外麻酔　47
抗利尿ホルモン（ADH）　63, 89, 113, 143
呼気による水分喪失量　26
呼吸性変動　91
5％ブドウ糖　125
コラーゲン線維　73
コロイド　137
コンクライト-K®　5
コンプライアンス　74, 79, 85

さ

再吸収　98
サイトカイン　144
細胞外液　37, 67, 68, 168
　——の減少　54, 60, 61
　——補充液　37, 126, 128, 129, 142, 144, 163
　——量　72, 112, 114, 115
細胞外血管外　75
細胞内液　67
　——の減少　54
細胞内脱水　54
酢酸ナトリウム　165
酢酸リンゲル液　37, 126, 163
左心室拡張終期容積　136
左心室駆出率　136
左心不全　176
サードスペース　66, 67, 69, 113, 120, 128, 143, 145
3号液　125
1/3補正　168, 169

し

塩　21, 29, 32
糸球体濾過率　97
糸球体濾過量　89, 99
舌　57
収縮期血圧の変動　91
出血　43, 47, 79
術後患者　44, 178
術中輸液計算　119
10%食塩水　5
循環血液量　35, 79, 89, 91
　──減少　99
循環血漿量　145
循環動態　136
消化管　76
晶質液　137
静脈還流　82, 85
　──曲線　82, 84
　──量　83
食塩　29
　──摂取量　121
食事　21
食品　21
ショック　86, 165
　──指数　87
心機能曲線　80
心機能抑制　137
神経症状　54
腎血流　101
　──量　100
人工呼吸　25
腎後性　100
人工鼻　25

腎障害　138
腎髄質　102, 103
腎性腎不全　100
腎前性高窒素血症　104
腎前性腎不全　100, 108
腎前性乏尿　108
心臓内腔　81
浸透圧　7, 9, 10
　──勾配　13
　──上昇　60, 61
　──モル濃度　6, 11, 13, 38
　──利尿剤　106
浸透現象　9
心嚢水　77
心拍出量　79, 83
心拍数　87, 136
腎皮質　102
腎不全　112
心不全　112

す, せ

髄質　102
水分投与量　27

精神症状　60
生理食塩水　37, 163
絶飲・絶食　64
セプシス　79, 131, 134, 136
全量補正　168

そ

喪失　53, 63, 65, 115, 128
　──量　69, 119, 120
僧帽弁狭窄　176

索引　187

組織間液　13
組織間質　38, 73
外からの輸液　155
ソリタ-T1号®　126, 168
ソリタ-T3号®　166
ゾル　73

た

ダイアモックス®　107
体血管充満圧　85
代謝水　22
大白色腎　101
多飲　113
脱水　51, 79, 168, 172
　——症状　58
炭酸水素ナトリウム　165
炭酸脱水酵素抑制剤　107
蛋白イオン　14

ち

中心静脈圧　86, 89, 93
中心静脈カテーテル　81
鎮静剤　87, 147
鎮痛剤　147

て

低Na血症　110, 112, 113
低血圧　86
低張　59, 61
デキストラン　137
電解質　4
　——量　121

と

動脈圧波形の変動　91
投与制限　114
当量　1, 3
ドパミン　106
ドブタミン　106
ドレーン排液　158, 160

な，に

ナトリウム　109, 121

1/2補正　167
乳酸　165
　——ナトリウム　165
　——リンゲル液　17, 37, 126, 163
尿　23
尿細管　97
　——腔　104
　——再吸収　99
　——糸球体フィードバック機構　103
　——の再吸収量　89
尿浸透圧　108
尿中Na濃度　108, 112
尿濃縮力　28
尿の生成　97
尿崩症　63
尿量　27, 89, 141
　——減少　55, 86, 99, 100
　——の調節　97
尿/血漿Cr比　108

ね

熱傷　145

ネフローゼ　112
捻挫・打撲傷　145

は

肺うっ血　137
肺水腫　175, 176, 177
肺動脈カテーテル　81
肺動脈楔入圧　86, 94, 106
ハイパーボレミア　148, 149
ハイポボレミア　55, 79, 85, 93, 147, 148, 149
肺毛細血管　175, 178
肺リンパ管　175, 176
激しい運動　25
発汗　26, 64
発汗多量　64
発熱　63
バランスシート　151
半透膜　9

ひ

非機能的細胞外液　67, 68, 141, 143, 145
皮質　102
ヒドロキシスターチ（HES）　137
皮膚　56
非乏尿性腎不全　106
表在血管　55
頻脈　55, 86, 87

ふ

フィジオ70®　126, 168
不感蒸泄　23
腹水　77
浮腫　75, 76, 77, 111, 135, 146

ブドウ糖　16
フロセミド　106

へ，ほ

ヘスパンダー®　138
ヘパリン　109
ヘマトクリット　165
便　23
ヘンレ係蹄上行脚　99
傍血管細胞外液　39
乏尿　28, 89, 100

ま

麻酔　87
末梢血管抵抗　136
マンニトール　107

み

水欠乏型脱水　59, 60
水の移動　12, 19
水の貯留　142

む～も

ムコ多糖類　73

目　55

毛細血管壁　131
モル　1
　──濃度　1

ゆ

輸液過剰　179

輸液スペース　39
輸液制限　181
輸液速度　42
輸液バランス　142, 143, 144
輸液負荷　93, 94, 180
輸液量　31, 120, 152, 154, 157, 160, 169, 177

よ

陽圧吸気　90
陽圧呼吸　90
4-2-1 法　31, 119

ら～ろ

ラシックス®　106

利尿期　144
利尿剤　106, 113, 114
粒子数　27, 28
両側腎皮質壊死　100
リンパ流　139

ループ利尿剤　106

老廃物　27

欧文

Ⓐ

ADH　143
ALI　177, 179
ARDS　179
ATN　101

ATP　98

Ⓑ, Ⓒ

BUN　27, 55, 104, 105
$CaCl_2$　4
compensated extravascular expansion　120
CVP　89, 93

Ⓓ

ΔDown　90
ΔUp　90
Donnan 平衡　14

Ⓔ～Ⓗ

Eq　3
equivalent　1
FENa　108
Forrester　179

GFR　97, 100
Hahn　38, 42, 49

Ⓘ

^{131}I　71
IN＞OUT　152
IN＜OUT　155
IN バランス　143, 144, 146, 151

Ⓚ

KCl　4

KN 補液 1A® 168
KN 補液 3B® 166

Ⓜ

mEq 3
Mg 4
mmHg 7
mmol 4
mol 1
mOsm/kg·H$_2$O 6
mOsm/L 6, 7

Ⓝ

NaCl 4
　――量 29
Na イオン 3
Na 維持量 121
Na 欠乏型脱水 59, 60
Na 再吸収 98
Na 低下 156
Na 排泄分画 108
Na 量 29

Ⓞ

oncotic osmotic pressure 14

oncotic pressure 13, 14
osmolality 6, 10, 14
osmolarity 6
osmosis 9
osmotic pressure 10, 14
Osm/kg・H$_2$O 6
Osm/L 6
OUT バランス 143, 144, 154

Ⓟ

PCWP 94
PO$_4^{2-}$ 27
prerenal azotemia 104

Ⓢ, Ⓣ

^{35}S 71
Shires 69
Shoemaker 146
SIADH 113
SO$_4^{2-}$ 27, 69
SPV 90
Starling の法則 80
systemic filling pressure 85

turgor 56

● 著者紹介

丸山一男（まるやまかずお）

1981年	三重大学医学部卒
	同　麻酔科/大学院
1987年	Research Fellow, Cardiovascular Research, The Hospital for Sick Children, University of Toronto (Canada)
1991年	三重大学医学部附属病院講師（集中治療部）
1995年	三重大学医学部教授（麻酔学講座）
	同　附属病院麻酔科長，集中治療部長を併任
1997年	同　救急部長を併任
2005年	三重大学大学院医学系研究科教授（生命医科学専攻病態解明医学講座麻酔集中治療学）

学会専門医など

日本麻酔科学会麻酔指導医（代議員）
日本集中治療医学会集中治療専門医（評議員）
日本救急医学会救急科専門医
日本ペインクリニック学会認定医（評議員）
日本小児麻酔学会会長（平成16年度）

主な研究テーマ

肺高血圧，急性呼吸不全，低酸素，一酸化窒素吸入療法，オピオイドの臨床，周術期輸液

著　書

『Super Hospital 麻酔科』（中山書店）

周術期輸液の考えかた　―何を・どれだけ・どの速さ―

2005年 2月 1日　第1刷発行	著　者　丸山一男
2009年 4月20日　第6刷発行	発行者　小立鉦彦
	発行所　株式会社　南江堂
	❶113-8410　東京都文京区本郷三丁目42番6号
	☎（出版）03-3811-7236　（営業）03-3811-7239
	ホームページ http://www.nankodo.co.jp/
	振替口座 00120-1-149
	印刷・製本　小宮山印刷工業

Ⓒ Kazuo Maruyama, 2005

定価は表紙に表示してあります。
落丁・乱丁の場合はお取り替えいたします。

Printed and Bound in Japan
ISBN978-4-524-23631-2

本書の無断複写を禁じます．

JCLS〈㈳日本著作出版権管理システム委託出版物〉
本書の無断複写は，著作権法上での例外を除き，禁じられています．複写される場合は，そのつど事前に㈳日本著作出版権管理システム（TEL 03-3817-5670, FAX 03-3815-8199）の許諾を得てください．